如何在基层开展幽门螺杆菌感染防治知识科普

主 编 黄衍强 黄赞松 黄千荣

U0253853

天津出版传媒集团

天津科学技术出版社

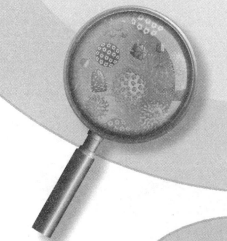

图书在版编目（CIP）数据

如何在基层开展幽门螺杆菌感染防治知识科普 / 黄
衍强, 黄赟松, 黄干荣主编. -- 天津：天津科学技术出
版社, 2023.11
　　ISBN 978-7-5742-1672-3

　　Ⅰ.①如⋯ Ⅱ.①黄⋯ ②黄⋯ ③黄⋯ Ⅲ.①幽门螺
旋菌 - 螺杆菌感染 - 防治 Ⅳ.①R573.6

中国国家版本馆CIP数据核字(2023)第212618号

如何在基层开展幽门螺杆菌感染防治知识科普
RUHE ZAI JICENG KAIZHAN YOUMENLUOGANJUN GANRAN FANGZHI ZHISHI KEPU

责任编辑：孟祥刚

责任印制：兰　毅

出　　版：**天津出版传媒集团**
　　　　　天津科学技术出版社

地　　址：天津市西康路35号

邮　　编：300051

电　　话：（022）23332490

网　　址：www.tjkjcbs.com.cn

发　　行：新华书店经销

印　　刷：定州启航印刷有限公司

开本 710×1000　1/16　印张 12　字数 180 000
2023年11月第1版第1次印刷
定价：78.00元

编委会

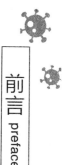
幽门螺杆菌（Helicobacter pylori，幽门螺杆菌）是一种螺旋形、微厌氧、对生长条件要求十分苛刻的革兰氏阴性杆菌。1983 年，幽门螺杆菌首次从慢性胃炎患者的胃黏膜活检组织中分离成功，是目前发现能够在人胃中生存的唯一微生物种类。幽门螺杆菌是慢性胃炎、消化性溃疡和胃癌等疾病的重要病因，除此之外，幽门螺杆菌还与多种胃肠外疾病，如牙周炎、继发性血小板减少性紫癜等相关。感染幽门螺杆菌的不良预后是胃癌，1994 年幽门螺杆菌被世界卫生组织下属机构国际癌症研究中心列为 I 类生物致癌因子。2021 年，美国卫生及公共服务部公布的第 15 版致癌物报告将幽门螺杆菌新增为明确致癌物。目前，幽门螺杆菌感染了全球约半数以上的人口，发展中国家的感染率高于发达国家，一些不发达地区幽门螺杆菌感染率超过 80%。目前，中国人群中幽门螺杆菌感染率高达 40% ~ 60%，幽门螺杆菌感染及其相关疾病的防治任务仍很重。

国际根除幽门螺杆菌的方案主要有标准三联疗法、非铋剂四联疗法、铋剂四联（PPI+ 铋剂 + 两种抗菌药物）疗法等，目前大多数国家推荐使用铋剂四联疗法。《幽门螺杆菌胃炎京都全球共识》强调根除是感染幽门螺杆菌的消化不良患者的一线治疗方案；《多伦多成人幽门螺杆菌感染治疗共识》制定了成人幽门螺杆菌感染的根除方法；《幽门螺杆菌感染的处理：马斯特里赫特 V/ 佛罗伦萨共识报告》特别指出当克拉霉素敏感时，国际标准三联疗法根除率为 97.3%；克拉霉素耐药率高或出现双重耐药的地区，铋剂四联疗法的根除率可达 86%；中国的《第五次全国幽门螺杆菌感染处理共识报告》中明确指出七种治疗幽门螺杆菌的方案根除率均在 90% 左右。

虽然各种含抗生素的治疗方案对敏感菌的首次治疗效果尚可，但是根除率都达不到100%，而且随着首次根除失败，耐药率将越来越高，根治的难度也将越来越大。虽然阿莫西林具有不容易产生耐药的特性，但近年耐药率正逐渐升高，特别是多重耐药率的升高，凸显了幽门螺杆菌耐药严峻性的问题。因此，2017年世界卫生组织把对克拉霉素耐药的幽门螺杆菌列为急需重点研发新型抗生素的12种病原体之一。

从1985年算起，中国对幽门螺杆菌感染检测和治疗研究已有30多年历史了。30多年来研究幽门螺杆菌感染及相关疾病防治的队伍不断扩大，幽门螺杆菌感染检出率及治疗人数日益增加，使中国人群中的幽门螺杆菌感染率有一定程度下降，但下降比例不高，幽门螺杆菌感染的人口基数较大，感染率仍较高。随着四联疗法的推广，推荐的疗程延长至10天或14天，与标准三联疗法的7天方案相比，根除难度加大了许多，对患者的服从要求更高，幽门螺杆菌根除治疗的不规范性导致根除效果不佳、再感染率以及耐药率不断升高，再加上大众对幽门螺杆菌感染的危害的认知十分欠缺，幽门螺杆菌感染防治形势仍十分严峻。因此，希望本书的出版有助于普及如何正确使用新四联疗法根除幽门螺杆菌感染以及如何正确防治幽门螺杆菌感染，从而提高大众对幽门螺杆菌的认知度，帮助广大受众树立正确的防范意识，采取科学防治措施，从而早预防、早治疗，有效遏制幽门螺杆菌的感染和传播，不仅提高大众的生命长度，更提升大众的生命质量。

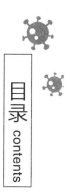

目录 contents

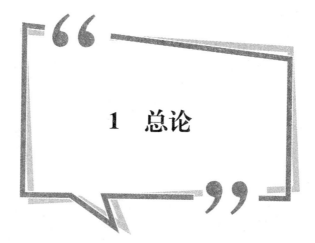

1 总论

幽门螺杆菌（Helicobacter pylori，幽门螺杆菌）是胃炎、消化性溃疡和胃癌等疾病的重要病因。如今幽门螺杆菌感染了全球约半数以上的人，部分发展中国家或卫生条件差的地区感染率高达 80%，中国的幽门螺杆菌感染率较高，约为 60%；在感染幽门螺杆菌的患者中，有明显症状的约为 15%，发展为胃癌的概率约 1%，目前胃癌发病率在中国肿瘤发病中排前三位，严重威胁公众的健康安全。随着抗生素的广泛使用，幽门螺杆菌的耐药性越来越高，根除率越来越低，已成为急需新型抗生素的病原体之一，造成的经济负担越来越严重。

早预防、早筛查、及时发现、早期治疗是有效根除幽门螺杆菌、防止胃癌发生的关键。幽门螺杆菌主要传播途径是粪口传播，共用餐具、不洁饮食、不良社交、不良饮食习惯等皆可传播。研究发现，虽然人群对幽门螺杆菌普遍易感，但感染主要发生在儿童和青少年阶段，儿童高感染现象与家庭聚集性是其感染的显著特征。因此，养成良好的饮食习惯，有效地切断传播途径，采取正确的防治措施，才能捍卫人们的健康安全。但是，大众对幽门螺杆菌的认知度仍非常低，尤其是欠发达地区的乡村人群或高龄人群等，他们能够接触到的相关知识十分有限，且存在许多认识误区，无法进行正确的防治。提高大众对幽门螺杆菌的认知度，帮助大众树立正确的防范意识、做好防治措施，是捍卫大众的健康急需采取的行动。

科普是提高全民科学素质的重要途径，是加强防范幽门螺杆菌的最好方法。目前逐渐有幽门螺杆菌相关的科普自媒体出现，但当下的幽门螺杆菌科普面临着一些困难和挑战，主要是"供需存在差异，缺少权威声音""新兴媒体发展，虚假信息众多""传统媒体转型，传播效率下降""农村人群接受科普少、防治意识不强"等四个方面。公立医院对科普支持甚少，专业医务人员工作繁忙无暇科普，且大部分医务人员缺乏媒体素养，导致输出的是严肃科普，较为枯燥难懂。部分新媒体以商业利益为根本出发点，其宣传内容的科学性和准确性难以保证，极易误导大众，有损大众健康。传统媒体转型下的传统科普既费时费力，又不能达到科普效果。因此，如何构建新型科普模式，进行有效的、精准的、权威的、全民的、持续的幽门螺杆菌知识科普，是非常值得探讨的问题。

　　本书从健康知识科普的现状到幽门螺杆菌科普的现状，从大众科普到基层科普，从科普理论到实践经验，包括幽门螺杆菌感染相关的基础知识及最新研究进展，对如何在基层开展幽门螺杆菌感染防治知识科普进行全方位介绍，希望使更多基层科普人员掌握新时代有效开展幽门螺杆菌或其他健康知识科普的方法，从而更好地帮助广大人民，提升大众健康素养，提高大众生活水平，减轻社会负担。

2 基层健康知识科普的现状和路径

2.1 基层健康知识科普的必要性

中华人民共和国成立后特别是改革开放以来，中国卫生健康事业获得了长足发展，居民主要健康指标总体优于中高收入国家平均水平。随着经济、社会的发展，我国人民生活水平日益提高，人民群众对健康的重视程度以及对医疗健康服务的需求均在不断提高、增加，人均寿命也在不断提高，国家卫生健康委员会于 2022 年 7 月发布的《2021 年我国卫生健康事业发展统计公报》显示，居民人均预期寿命已增至 78.2 岁，再加上工业化、城镇化加快，中国居民生产生活方式和疾病谱不断发生变化，心脑血管疾病、癌症、糖尿病、艾滋病等各种疾病的防控形势严峻。当下，中国人民对健康的需求不再是"有病可医"，而是希望早预防、早治疗，将重大疾病扼杀在萌芽阶段，不仅希望提高生命长度，更希望提升生命质量。因此，在全民健康的新需求下全面做好健康科普尤为重要，而科普工作的重心就在于基层科普。

2.1.1 满足基层公民对健康科普知识的需求

在健康中国战略大背景下，随着传统生物医学模式向生物 – 心理 – 社会医学模式的转变，公众的健康观念有了很大的转变，大众开始主动创造健康条件，有意识地接受健康知识，自觉重视生命质量的提高。[1]伴随着新型冠状病毒感染疫情带来的挑战和影响，基层公民对医疗健康的重视程度更是不断提高，对健康科普知识的需求更加迫切，公众对科学知识的内在需求得以激发，使得尊重科学、追求科学、发展科学的思想观念不断深入人心，公众对获取健康知识的途径也有着越来越高的要求。因此，建立健全全媒体健康科普知识发布和传播机制，增加全社会健康科普知识高质量供给，推进健康科普服务高质量发展是满足基层公民对健康科普知识需求的重要途径。

2.1.2 提高公民的整体健康素养

公众的整体健康素养，包括掌握必备的健康知识和技能、具有早诊早治的科学就医态度，以及具有甄别和应用健康信息的能力。健康教育与健康促进被列为改善人群健康状况的首选策略。[2] 而健康传播就是健康教育与健康促进工作中最为重要的手段和策略，健康知识传播一直是中国这些年来在发展建设中特别强调的重要任务（图2-1）。

《中国癌症防治三年行动计划（2015—2017年）》：要通过互联网、微博、微信等新媒体，加强癌症防治知识核心信息的宣传科普，提高群众自我防控意识和能力。

习近平同志在党的十九大报告中提出"健康中国"发展战略。《关于建立健全全媒体健康科普知识发布和传播机制的指导意见》提出，要建立健全全媒体健康科普知识发布和传播机制，增加全社会健康科普知识高质量供给，满足人民群众日益增长的健康需求。

《全民科学素质行动规划纲要(2021—2035年)》提出：科技创新、科学普及是实现创新发展的两翼，要把科学普及放在与科技创新同等重要的位置。没有全民科学素质普遍提高，就难以建立起宏大的高素质创新大军，难以实现科技创新成果快速转化。"这一重要指示精神是新发展阶段科普和科学素质建设高质量发展的根本遵循。

《关于建立健全全媒体健康科普知识发布和传播机制的指导意见》提出：建立健全全媒体健康科普知识发布和传播机制，增加全社会健康科普知识高质量供给，满足人民群众日益增长的健康需求。

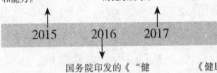

2015　　2016　　2017　　2019　　2021　　2022

国务院印发的《"健康中国2030"规划纲要》提出，要推进全民健康生活方式行动，从小抓起，普及健康科学知识。

《健康中国行动（2019—2030）》将普及健康知识列为重大专项行动之首，提出有针对性加强健康教育，让健康知识、行为和技能成为全民普遍具备的素质和能力，并强调传播健康知识是全社会的共同责任。

图 2-1　健康科普重要事件

科学普及健康知识，提升公民的健康素养，有助于提升居民的自我健康管理水平。随着公众对健康知识的迫切需求，加大健康知识科普力度，提高公众防病意识和急救技能，有助于提高全民健康素养，降低心脑血管病和癌症等疾病带来的健康威胁和疾病负荷。

健康科普强基层，关键在人才。调动激励更多专业人员参与基层健康科普工作，使群众身边科学的声音更大、吸引力更强，同时更有力地挤压伪科普流传的空间，才能实现更好促进群众健康的目标。在政策、资源、

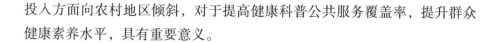

投入方面向农村地区倾斜，对于提高健康科普公共服务覆盖率，提升群众健康素养水平，具有重要意义。

2.1.3 预防疾病，防止因病返贫

遏制心脑血管疾病、癌症、慢性呼吸系统疾病、糖尿病等慢性非传染性疾病快速增长的方法是预防为主，干预前移。古人云："上医治未病"，医生应积极参与到预防疾病、早期诊治的过程中，要防患于未然。

慢性病的筛查和管理主要依靠基层，提升基层能力是慢性病管理的基本保障，因此提升基层健康科普能力是防控慢性病的关键。大力推进健康科普教育，提高人们的健康素养，引导群众养成健康的生活方式，让每个人成为自己健康的第一责任人，可以促进人民群众不得病、少得病、晚得病，不仅延长生命的长度，还能提高生命的质量，让人民获得更多的幸福感，是提升全民的健康水平，切实提高全民健康意识，减少因病返贫，预防慢性病的最有效方法之一。

2.1.4 助力伟大中国梦的实现

基层科普在促进社区科学文化建设，提升社区治理能力，提高基层群众科学文化素质，促进社会科学、文化、思想道德建设，提高基层群众文明程度等方面具有重要作用。基层健康科普是在润物细无声当中提高公众学习健康知识的内生动力，同时营造良好的社会氛围。当全社会崇尚科学、崇尚健康的氛围日渐浓厚，形成共同建设健康中国的格局，实现健康中国梦也就指日可待。

2.2　基层健康知识科普的特点

健康科普是构建人类卫生健康共同体的有效措施之一。受新型冠状病毒感染疫情的影响，健康、防控等方面的科普知识受到人民的广泛关注，人民期待的科普内容广泛，并且对科普的形式各有期待，公众所感兴趣的科普形式除公众所熟悉的传统的科普形式外，还有一些新型网络科普形式。

综合来看，基层健康知识科普呈现出通俗性、准确性、多样化、个性化的特点。

2.2.1 通俗性

医务科普工作者在科普健康知识时应充分发挥自己的作用，与受众之间建立起有效的沟通桥梁，充分考虑受众的真实需求和理解能力，多了解民众想听什么、看什么，而不是一味地输出自己想说的内容。医务科普工作者应从切实的角度选择实用性高的主题，将医学知识转化为通俗、有趣的话语普及给受众，在科普中避免夸大，引导受众利用正确的方法提高生活质量。医务科普工作者作为健康知识的科普主力军，要练就好"眼力"，既要看得清楚、看得准确，又要看得深入、看得透彻，既要了解当前卫生健康工作的重点，又要深入基层调查采访，使专业内容落地，做好健康知识科普宣传，缩小医患之间的信息差，提高医务人员与患者之间的有效沟通率。

健康科普的对象不仅包含中老年人，也有许多年轻受众。要想将枯燥无味的医学知识变得有趣，医务科普工作者就要基于年轻人的视角，充分挖掘当代年轻人的生活方式和心理动机，做好面向年轻人的健康科普，激发年轻人对健康生活的向往。

2.2.2 准确性

近年来，随着人民生活水平不断提高，人们对自身的健康问题日趋重视，而互联网的迅速发展，各类自媒体、社交媒体平台不断涌现，满足了人民的信息需求，为人民获取健康信息提供了便捷的途径。然而，便捷的信息途径与隐藏其中的巨大利益也为不法分子提供了可乘之机。在错综复杂的网络环境里，每个人既可以是信息的接收者，也可以是信息的发布者，医学科普信息触手可及。然而，为博取眼球、赚取流量的缺乏科学性、权威性的伪科普也层出不穷，普通人常常难以分辨真伪。医疗健康成为网络谣言高发的三大领域之一。一旦受众人群在第一时间获取了错误的科学知识，其所形成的观点将很难改变。

另外，新媒体平台上各类健康科普信息繁多，内容同质化严重，选题高度重复，受众对这些信息难辨真伪。不仅如此，网络上的"卫生科普"过度商业化、利益化，以健康为卖点诱导消费者。朋友圈里疯狂转发的带有夸张标题的广告、商家巨额买下的热搜头条，都可能误导普通消费者。

在信息时代，普通民众容易被伪科学蛊惑，盲目跟风。因此，持续、及时、准确地提供专业、权威的健康知识尤为重要。医务科普工作者在发布专业知识前要反复审查，向民众提供真实可靠的信息，要注重内容的专业性，加强内容的创意，关注公益性，淡化商业性，用具有说服力和权威性的健康科普知识纠正人们日常生活中的错误观念，从而真正达到健康科普的目的。

从事多年科普实践的北京协和医院妇产科主任医师谭先杰曾提出"健康科普四不为"，即不害自己、不损同行、不毁平台、不伤患者。不害自己就是要端正态度，明确科普的目的是向公众传递重要的医学知识，而不是博取眼球、增加粉丝，科普主题最好限定于自己擅长的领域，谨慎跨界；不损同行是不要随意评价、贬低同行的诊断和治疗，如果有不同观点，最好私下交流，也不要将同事的功劳和成功经验据为己有；不毁平台即珍惜自己所在的平台，科普时只说该说的话，不为商业机构背书，不让科普变味；不伤患者则主要指在科普知识的同时要注意保护患者隐私。他还强调："健康科普不仅要宣传医学的先进性与科学性，还要普及医学的局限性和不确定性。不能只关注疾病而忽略了人的感受，也不能将一些极小概率事件无限放大，将科普变成吓唬公众的'科唬'。"

2.2.3 多元化

互联网的迅速发展为信息的传递和表达提供了多种方式，大大提高了人们的工作效率，健康科普工作同样受益。医疗健康与人们生活息息相关，医务科普工作者应该充分运用互联网思维做好健康科普宣传工作，线上依托信息化优势，打造"互联网＋"科普信息化平台，搭建融媒体矩阵，共建共享科普资源，充分发挥健康科普专家库、资源库的效能，推送海量、最新、权威的信息，让公众在家门口就能享受到优质的医疗服务与通俗易懂的健康科普知识，切实做到"便民、利民、惠民"，用更加形象、生动、直观、快捷、有效的方式打通科普服务基层的"最后一公里"，实现全渠道资讯推送和科普服务的一体化，切实把"关注百姓健康，普及健康知识"落到实处，以实际行动践行守护群众健康的初心和使命。除了报纸、杂志、广播、电视等传统媒体，微信、微博等社交平台的图文宣传，抖音号、小红书、B站、微信视频号等平台的视频直播推广都是使用广泛且有效的科普形式，都可以丰富科普形式，提高人民的满意度，进一步增强科普成效。

目前，网上不乏一些不错的医疗科普账号，各类三甲医院也会在官方公众号上进行专业科普推送。在短视频平台上，人们也能看到许多三甲医院的专科医生开设的账号，他们利用自己的专科优势向公众宣传健康科普知识，让公众掌握正确的健康防护和保健知识。国内许多优秀的卫生健康知识科普账号不仅有专业医学健康知识的科普，还有专科医生一对一咨询，为医务科普工作者树立了良好的榜样。医务科普工作者要以此为启发，在科学严谨的前提下，通过短视频、直播等民众喜闻乐见的形式，将健康知识转化为通俗易懂的内容，借助互联网手段开辟多渠道宣传，使健康知识更好地传播。目前，专业的互联网医疗平台已成为医务科普工作者健康科普的有效途径之一。

在信息化和新媒体飞速发展的今天，从理论上讲，健康科普知识可以通过手机等媒介很快传播到社会的每一个角落。因此，医务科普工作者要充分利用信息技术，大力发展线上科普。同时应该看到，专业人员与群众面对面的互动式科普、社区内丰富多样的氛围式科普等，依然有着不可替代的作用，并有很大的提升扩展空间。知名专家走进社区、村镇科普疾病预防知识，给群众的感受与看手机视频是不一样的；家庭医生有针对性地、耐心地宣教更容易获得居民的信赖，也有利于提高依从性；很多老年人在利用智能化手段获得信息方面存在困难，需要更多贴心细致的服务。同时，只有专业人员多下基层，多与群众互动，才能了解群众需求，提高健康科普工作的实效。

2.2.4 个性化

科学普及是一个全民参与、学习互动、立体直观的过程，科学普及只有适应社会发展、满足公众需求，公众才会认可和参与。医务科普工作者要利用自身专业知识做好健康科普工作，实时关注社会热点问题，围绕"全生命周期健康"进行精准健康科普，加大对人、财、物资源的整合与投入，扩大科普资源的深度和广度。同时，医务科普工作者应利用信息化手段提升科普工作的精准性和针对性，提供全方位、全周期、科学严谨、系统连续的健康科普知识，还应针对婴儿期、青少年期、成年期、老年期等生命不同阶段的主要健康问题和影响因素进行重点分析，又或者将受众对象按照健康、患病、高危三种类别划分，进而开展有针对性的个性化科普。医务科普工作者要坚定不移地贯彻"预防为主"的方针，坚持科学预防、科学普及，努力为民众提供全生命周期的健康科普服务。

少儿健康科普内容不仅要包含生命科学的知识，还应让孩子获得丰富知识的同时学会保护自己的身体，懂得怎样健康生活和健康成长。而在编写、创作的整个过程中，必须保证所传达的健康知识具备准确性、科学性、通俗性和趣味性，因此需要对科普内容和形式进行整体构建和全方位设计。根据少儿的特点找准内容表达（即主题）的切入点——趣味阅读、趣享童年、快乐成长，设计出能够深入孩子心灵的好内容。同时，应协调好文字、插画、设计、排版、融媒体技术等各种因素，编排整合好文字语言、图画语言、形式语言、音视频语言等，使它们有机结合、优势互补，从而为孩子打造出专业权威、生动有趣、学习体验丰富的健康科普内容。

不论针对哪个人群，医务科普工作者都要对传播内容、传播形式、传播主体认真分析，研究健康传播类作品的传播现状和传播效果，提高科普作品的社交属性，打造健康传播矩阵，扩大科普覆盖面，增强传播效果，提高人民参与科普工作的热情，增强用户黏性，结合专业性与娱乐性的手段产出更优质的内容。同时，组建不同类型的科普志愿者队伍到基层，根据不同人群的需求进行相应的科普，或者在需求不同的地区设置不同类型的科普基站，调集对应的资源，采取相应的科普方式。

健康科普的目的是将疾病扼杀在摇篮中，将以治病为中心的传统医疗观念转变为以预防为中心，建立健全健康教育体系，提升全民的健康素养，推动全民健身和全民健康深度融合。习近平同志强调："现代化最重要的指标还是人民健康，这是人民幸福生活的基础。"医务科普工作者要勇于担当，以新时代的良好作风保障医疗事业的发展；要坚定不移地贯彻"预防为主"的方针，坚持防治结合、联防联控、群防群控，努力为人民群众提供全生命周期的卫生与健康服务；要重视重大疾病防控，优化防治策略，最大限度地减少人群患病。

2.3　基层健康知识科普的难点

科普工作一直是一项重要的社会公益性事业，在科技、教育、经济、民生、传播文化等多个方面都具有很大的价值和意义。因为各种各样的原因，目前的科普服务民生还存在很多难点。

2.3.1　基层对科普服务民生的认知不够

在日常生活中，常常有人遇到问题后凭着经验或听信"老人言"来处理。由于缺乏一定的科学认知，公众盲目依据经验处理问题造成了很多悲剧。一方面，公众长期受固有思维影响，常常将科普局限于科技、教育和经济领域，没有认识到它在改善民生、传播文化等方面的价值，制约了科普发挥其促进民生改善、加强社会和谐的效能。[8]另一方面，科学传播绝不是某一单位或部门能够独自完成的，从组织层面看其需要多部门协同配合。没有多部门共同的实践，科普就会变得形式化，从而导致科普工作收效甚微。

2.3.2　科普基础设施体系尚未完善

科普基础设施指的不仅是硬件设施，还包括内容、资源、人才等要素的整合。以智慧化和数字化为特征的信息通信技术、人工智能技术和虚拟现实技术等重塑了传统的科学传播模式。[9]新的科学传播模式使知识传播成本降低，信息传递形式愈加丰富，科普的内容与路径都发生了巨大变化，

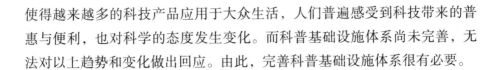

使得越来越多的科技产品应用于大众生活，人们普遍感受到科技带来的普惠与便利，也对科学的态度发生变化。而科普基础设施体系尚未完善，无法对以上趋势和变化做出回应。由此，完善科普基础设施体系很有必要。

2.3.3 科普促进科技服务民生的主体力量不足

长期以来科研院所、高等院校都是科普的主体力量，但由于缺乏相应的连接和推动机制，这些力量与各地的科学技术协会的协作程度不高，导致最新、最前沿、最贴近民生的科技力量不能有效反哺科普，应用于民生改善。各类企业，尤其是科技企业也是科普可以借助的重要力量，但由于缺乏政策引导、资金支持，这些企业参与科普、助力民生科普的积极性不高。这就造成科普的主体力量单一、渠道不畅，与民众需求仍有较大落差，科普服务民生工程亟待吸引科研院所、高等院校及企业的广泛参与，为科普从源头上注入多元力量。[8]

2.3.4 科普工作的精准度不强

科普也是一种服务，根据基层调研情况，无论城市社区居民还是农村公众参与科普活动的积极性普遍不高、参与率较低。这在一定程度上反映了基层科普工作脱离百姓生活、无视公众需求。传统的科普方法较单一，公众的参与感较弱，较少提出自己的问题，即便提出问题科普方也不能及时给出答案，更无法提供指导，从而降低了科普工作的效果。科普工作的不精准主要体现在两个方面。一是对地区好发病不了解，医务科普工作者不能敏感感知和跟进，比如未做调查，而到团队所研究的疾病患病率较低的地区进行科普宣传，受众太少，对当地大部分人来说用处不大。二是对民众关心的健康科普知识缺乏专业精准的采集，从而导致科普工作供需不对应，效果不明显。医务科普工作者虽然耗时耗力，但却使民众失去了对科普的信任和热情，得不偿失。

2.3.5 科普服务项目不接地气，影响实际科普效果

在科普活动方面，医学相关内容越来越专业，范围越来越广泛，但科

普服务项目不接地气。一是不够贴合公众文化基础，艰涩的医学术语一大堆，形式上"高大上"，实际上公众听得一知半解，科普效果大打折扣。二是不够贴近现实，公众经济水平不一，有些科普活动在基层举办，但是科普团队没有考虑到基层民众消费水平不高的现实问题，推荐给民众的预防疾病或康复治疗的方法的花费远超他们的支付能力，既没有做到有效科普，又寒了基层民众的心。

2.3.6　科普的时效性和连续性

医学科普知识具有庞大的系统结构，非专业人士在第一次接触后，很难记得准、记得牢，一次科普活动在短时间内对受众群体可能确实有帮助，但由于受众群体缺乏相应的专业知识，过一段时间可能会遗忘，甚至错记。因此，在很多情况下，医务科普工作者不可能通过一次科普教育就把相应的知识叙述完整，也不可能体现内容的广度和深度。医务科普工作者需要将其分为一个个小部分，逐个讲解。例如，中国传统针灸体系中的经络系统就分为十二经脉、奇经八脉、十五络脉、十二经别、十二经筋、十二皮部，若要完整叙述，应分开讲解、定期推送，让稳定的受众群体能够构建一套完整的知识结构。[10]

2.3.7　科普渠道缺乏，伪知识易误导公众

在当今互联网时代，媒体是公众获取科普知识最常见的渠道之一。依托媒体，我国基层科普工作进行得有声有色，但也由此带来一些难点和痛点。如果媒体出现了伪科学知识，传播同样广泛、迅速，反而更容易误导公众。"吃大蒜可以防癌""使用抗幽牙膏可以抑制幽门螺杆菌"的伪科学经常在各网络平台上出现，正所谓"造谣一张嘴，辟谣跑断腿"，每隔一段时间就可以看到"专家辟谣"上了热搜。打着科普幌子卖货的商家更是比比皆是，而正规的、专业的科普平台却相当缺乏，因此规范管理媒体渠道，杜绝伪科学的出现和传播十分重要。要想杜绝伪科学的出现、阻断其传播应开辟多种科普渠道，从根本上提高公众的基础认知，使其具备辨别伪科学的能力。

2.3.8 科普活动变带货商演

近年来，不少医务人员在社交平台上成为网络红人，通过直播推销各类产品。但产品质量良莠不齐让医生带货这一社会现象产生争议。他们一边讲解医学知识，一边营销产品，赢得了不少消费者的信任。然而，记者调查发现，有部分医生推荐的商品质量良莠不齐，甚至存在隐瞒、欺骗消费者的行为。医务工作者在公众面前易形成专家权威的形象，可影响普通消费者的自主性选择。这种专家权威一旦与经济利益挂钩，所推荐的产品若产生质量问题不仅会损害医生的公信力，还有可能与生产者或者销售者承担连带责任，同时医生所在医疗机构的名誉也会因此受损。

2.4 基层健康知识科普的思路和路径

2.4.1 提高基层对科普服务民生作用的认识

当今科普服务民生的势头愈来愈大，科技的迅猛发展为科普源源不断地提供着新的养分。想要做好科普工作，首先要提高全社会对科普服务民生作用的认识。科普工作必须坚持以人为本，高度关注民生健康科普，要将科普工作的开展和人们健康状况紧密相连，避免出现不考虑效果的形式主义。其次要加大对医疗最新、最前沿科技成果的普及和宣传力度，要善于创新，丰富科普形式，不光加强科普内容的实用性，还要增强科普工作的吸引力和互动性，变被动的、单向的科普为主动的、双向互动的科普，改变"费力不讨好"的现状。科普工作人员要围绕人民群众在健康问题上遇到的热点、难点问题组织开展针对性强、覆盖面广、成效明显、特色鲜明的科普宣传活动，扎扎实实地为基层群众传递医学健康知识，使科学技术的成果惠及千家万户。

2.4.2 加强科普基础设施建设

党和政府历来高度重视科普基础设施的建设与发展，投入了大量人力、物力和财力，建设和完善了一大批基层科普基础设施，根据《中国科协2015年度事业发展统计公报》至《中国科协2020年度事业发展统计公报》的科普基础设施建设数据，各级科协拥有所有权或使用权的科技馆数量逐年增加，科普基础设施成为推动我国科普事业整体繁荣发展的重要载体，为提升我国全民科学素质做出了重要贡献。[9]比如，有些地区的康复锻炼条件不足，病人往来医院耗费较多的时间和财力，有些人因为这些原因减少康复锻炼次数，甚至干脆自己在家进行不专业的康复治疗，让疾病恢复速度变慢甚至再也不能康复。并且，这些地区居住人口中老年人比例较大，政府已经认识到这个问题，专门开设了老年康复室或老年活动中心，让科普活动落到实处，实现科普真正的意义，给人们带来真正的优惠和帮助，让科普不再变成假大空。

2.4.3 引导各类人才投入科普服务

各类人才，尤其是尖端人才，如果只是活跃在研究室、实验室中，前沿技术、专业知识和技能如果只是亮相在各类论文中，而不是回归到公众身上，科研工作就失去了最初的目的，多年来国家对科普工作的强调重视也就失去了意义。因此，各级政府、科研组织、科研从业者要深刻认识到这一点，要不断使各类科研人才加入科技队伍，推动开展形式多样、丰富多彩、贴近群众生产生活实际的科普志愿活动，形成常态化开展科普志愿服务的良好态势。科协组织要发挥组织功能，一方面可以联合高等院校、科研院所、协会学会等组织和单位，建立专家学者型科研人才服务科普的长效机制，以志愿服务或有偿服务的方式，吸引高端人才加入科普服务民生的工作，使最新的研究成果落脚基层，并不断使民众获得正确的医学知识，抛弃"经验论"和"老人言"，用科学的手段帮助自己维持或恢复健康。另一方面应制定引导政策，通过直接资金支持、税收减免等优惠政策吸引高新技术企业、大中型企业等，加大对民生科普的投入，支持企业将对自己品牌的推广与科学普及促进民生改善有机结合起来，实现企业商业利益和社会效益的双丰收，实现政府和企业的双赢。总之，要发挥专家和各种社会力量的专长，整合资源、优势互补、形成合力，把科普工作做实做活。

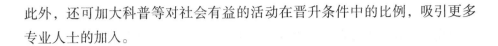

此外，还可加大科普等对社会有益的活动在晋升条件中的比例，吸引更多专业人士的加入。

2.4.4 提高科普工作精准度

首先，各科普组织单位在开展科普活动前需要深入细致地调查当地居民的科普需求，可向当地政府机关、卫生部门，或直接面向当地民众进行严谨的、精细的调研，打通连接民众的最后一公里，精准、适时、准确地收集民众的健康科普需求，使科普内容与居民的日常生活紧密结合，更具针对性，将科普工作精准服务到点子上。其次，各科普组织单位要及时关注医学发展动态，严格核实科普内容，绝不能将落后的、淘汰的医学知识和防治手段科普给公众，浪费公众的热情信任、浪费组织部门的时间精力、更浪费国家投入科研的物力财力。

2.4.5 提高科普服务项目与实际生活贴合度

由于受众的知识水平参差不齐，对知识的理解力各不相同，科普要以最通俗易懂的语言让普通大众获得知识，但就算如此也并不能保证每个人都能读懂科普的内容，对晦涩难懂的医学专业知识来说更是如此。要让科普服务项目与实际生活贴合，就要建设以公众为中心的科普工作服务模式，由过去普及概念化、理论化、学科化的知识转变为主题式、情景式、问题导入式的科学知识，将以往科普从外部注入、要求接受的方式变为需求导引、服务为主的方式，强调以公众的科学需求为导向，更有针对性地提供公众需要的科学知识，并建立积极、快速、高效的互动响应机制，随时了解公众的科普需求，认真对待公众的反馈意见，并将之切实纳入科普工作中。还要求在科普时不能使用过多的专业术语，即便用，也要解释得通俗易懂，并且受众的反馈必须能及时收取，也可及时反馈，只有受众能理解清楚，理解透彻，科普才算是成功的。对此，媒体平台是可以做到的，在后台可以看到用户的每一条反馈，并可以及时进行回复或解答，这种交互式的学习，能够让科普更有针对性，满足受众群体的个性需求，也方便创作者采集意见，提升科普作品的创作能力。但线上科普不能覆盖全部的受众人群，考虑到高龄人群以及活泼爱动的小朋友，一些科普活动非常有必要在线下开展，考虑到老人和小孩的理解力，科普活动不能采用传统的方式，而应采用相声、表演或做游戏的方式，做到线上科普与公众日常科普需求相结合。

2.4.6　提高科普的时效性与连续性

微信、微博、抖音等平台拥有庞大的用户群体，在这些平台上进行科普活动，能使科普知识的传播呈指数级增长。网络平台逐渐成为人们获取信息的主要渠道，许多影响力巨大的媒体均在各大社交平台上开通了账号。依托具有巨大的受众的网络平台，科普效率可得到极大的提高。[11-12] 在受众巨大的前提下，媒体平台通过连续更新的方式，可解决科普时效性与连续性问题。而线下科普，如社区科普展板、宣传栏的内容更换周期通常是3 个月至半年、一年，个别甚至一劳永逸不进行更新替换，这也反映出科普内容的匮乏，以及工作人员对此的不重视。科普内容建设显然不只是钱的问题，更非一次性的投入，仅依靠提高社区工作人员素质的办法，也明显远水不解近渴。要树立科普"内容为王"的意识，首先必须从外部引入稳定的、权威的科普内容信息（如订阅科普类报刊）。除此之外定期开展线下科普也十分必要，定期加深公众对科普内容的印象，及时更新公众已掌握的知识。此外，每次的科普内容也可做一些小的细节补充，比如做一些科普周边，将科普内容印刷到日常生活中用得到的小赠品上，既不怕纸质版的丢失，也能在使用的时候不时加深印象，更能提高公众积极性，为下一次的科普活动打下基础。

2.4.7　规范科普用户

伪科普会造成严重的后果，面对这些虚假的科普，目前的解决办法还是依靠官方不断地辟谣，提供科学权威的信息。但互联网信息的传播是飞速的，伪科普短时间内就可获得庞大的浏览量，兵来将挡水来土掩的方法是行不通的，各相关部门应该提前做好预防措施。从源头上，要先建立专业的科普方阵。2020 年 2 月，健康中国行动推进委员会办公室组建了国家健康科普专家库。来自健康教育、临床医学、公共卫生等30余个领域的1 000多位专家成为首批成员。随后，全国所有的省份也都建立了省级健康科普专家库。这是第一批科普人员，是健康科普知识的"生产方"。另外，国家卫生健康委员会、中宣部、中央网信办等9部委一起出台了《关于建立健全全媒体健康科普知识发布和传播机制的指导意见》。文件明确了健康科普知识发布、传播、监管的主体以及相应的责任，打通了健康科普的"传播渠道"。为防止普通公众因错误认知而无心造成伪科普的传播，各社交平台应该将个人科普纳入监管行列，凡科普账号应向后台提交相关从业资料，得到平台认证才给予科普资格。有了"生产方"，再有好的"传播渠道"，就可为人民群众提供好的健康科普信息。

2.4.8　讲干货，不带货

《中华人民共和国医师法》规定，医师在执业活动中应履行宣传推广与岗位相适应的健康科普知识，对患者及公众进行健康教育和健康指导的义务。[13] 面对优质医疗资源分布不均的现象，医生作为知识博主，通过网络平台积极宣讲医学专业知识是一件非常有意义的事情，非常值得推崇，在科普时还是应以健康公益为主。考虑到医生的职业特殊性和影响力，其无法解决发货、物流、售后等问题，各平台应收回医生账号带货权限，让医生回归职业本身，发挥应有的价值，临床上患者关心什么，医生就在短视频上讲什么。医学科普无论如何都不能忘记初心。如果不从职业本身出发，不了解临床存在的问题、临床患者真正的需求，这样的科普是与真正的需求"脱钩"的。[14]

3 幽门螺杆菌的感染和防治

3.1 幽门螺杆菌的感染现状

19 世纪末人们首次在胃肠道中发现了幽门螺杆菌,这是一种能在胃酸环境下高度移动,具有独特扭曲形状的细菌。全世界约有一半的人口被幽门螺杆菌定植,定植人群非常广泛。近年来,随着生活方式及环境的改变,幽门螺杆菌感染有明显增多的趋势,但由于社会经济和卫生条件不同,幽门螺杆菌感染率差异很大。

3.1.1 幽门螺杆菌传播途径

由于幽门螺杆菌的宿主范围很窄,唯一已知的宿主是人类的胃,因此有学者认为幽门螺杆菌的感染是人际传播或环境污染导致的。[15] 人际传播可细分为两大类:垂直传播和水平传播,垂直传播是感染在同一家庭内从上代传播到后代,而水平传播涉及家庭外的个体接触或环境污染。[16] 人际传播主要有三种途径:胃口传播、口口传播和粪口传播,但尚未确定主要的传播机制。

1. 胃口传播

幽门螺杆菌可通过呕吐的胃内容物传播,并且大量存在于呕吐物中,特别是在儿童的呕吐物中,这与恶劣的卫生条件有关。[17]

2. 口口传播

唾液是幽门螺杆菌的另一个传播媒介,其随胃的呕吐物定植在口腔中。有研究证实幽门螺杆菌可以直接在唾液中培养,并且能在唾液、牙龈下生物膜和牙菌斑中扩增出 DNA。[18] 口口传播尤其涉及母子传播:母亲的口腔分泌物被幽门螺杆菌污染,可以直接传播给婴儿。尽管唾液可能作为传播媒介,但口口传播并不是幽门螺杆菌的主要传播方式。

3. 粪口传播

幽门螺杆菌 DNA 经常在人类粪便中检测到 [19]，但在粪便中培养幽门螺杆菌的成功率很低。

当卫生条件差时，还应考虑污染的水和食物的传播。研究表明，居住在有外部供水的家庭中或食用被污水灌溉的生蔬菜的儿童感染幽门螺杆菌的概率较高。[20] 虽然尚无明确的方法解释幽门螺杆菌是如何传播的，但粪口传播被认为是人与人之间传播幽门螺杆菌的主要方式，且传播途径与被幽门螺杆菌污染的饮用水和食物有关。

3.1.2 幽门螺杆菌的感染情况

据估计，世界上约有一半人口感染了幽门螺杆菌。然而，报告的感染率在不同地区之间存在差异，发展中国家的患病率高于发达国家。幽门螺杆菌在亚洲、拉丁美洲和非洲比在北美和大洋洲更常见，在北美和大洋洲中仅见于 24% 的人群。[21-22] 在幽门螺杆菌感染者中，34.7% 生活在工业化国家，而 50.8% 生活在资源贫乏的国家。[23] 研究表明，欧洲人群中幽门螺杆菌的患病率在 20% 至 40%。[24] 美国的一项横断面调查报告称 3 岁以上人群的感染率为 25.4%。[25] 在日本，据说 20 世纪 50 年代之前出生的人的患病率接近 90%，但随后呈下降趋势，2000 年之后出生的人中患病率不到 2%。由于日本人群中幽门螺杆菌与胃癌的密切关联，这种低患病率也不容忽视。[26] 另一方面，在东地中海地区，据报道幽门螺杆菌的患病率高达 80%。[27]

我国是幽门螺杆菌感染和胃癌的高发区之一。2021 年全国统计数据显示，幽门螺杆菌感染率为 49.6%[28]，胃癌发病率为 28.68/100 000。[29] 慢性幽门螺杆菌感染被认为是胃癌的主要原因。[30] Hooi 等人收集了 1983—2013 年在中国进行的 26 项研究（128 名受试者），用于幽门螺杆菌感染率的汇总分析，结果显示幽门螺杆菌的总感染率为 55.82%，这表明中国估计有超过 7 亿受试者感染了幽门螺杆菌。[31] 从 1983 年到 2013 年，中国的幽门螺杆菌感染率随着时间的推移而下降 [32]，与农村地区相比，城市地区幽门螺杆菌感染率的下降更为明显。农村地区的总体幽门螺杆菌感染率（66%）高于城市地区（47%），这可能是由社会经济条件和卫生条件的

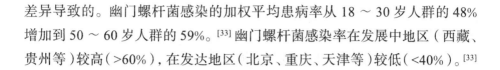

差异导致的。幽门螺杆菌感染的加权平均患病率从 18 ～ 30 岁人群的 48%增加到 50 ～ 60 岁人群的 59%。[33] 幽门螺杆菌感染率在发展中地区（西藏、贵州等）较高（>60%），在发达地区（北京、重庆、天津等）较低（<40%）。[33]

3.1.3 不同人群的感染情况

1. 成人感染情况

幽门螺杆菌感染在成人中比在儿童中更为普遍。在全球范围内，成人的幽门螺杆菌感染率（48.6%）明显高于儿童（32.6%）。[34] 国内外多项研究显示，人群幽门螺杆菌感染率随年龄增加呈上升趋势。[35-36] 刘捷[37] 等发现，重庆地区体检人群中男性的幽门螺杆菌感染率随着年龄增加呈显著上升趋势；而在女性群体中，则是以 60 岁为拐点，幽门螺杆菌感染率随着年龄的增加呈现先升高后下降的趋势，这可能是由女性体内雌激素降低导致的。陈荟霖等[38] 调研发现，普洱地区幽门螺杆菌感染人群中，男性高于女性，感染率分别为 43.91%、37.40%。这可能与男性吸烟、饮酒、在外就餐多、社交较广有关。晁忠[39] 等对克拉玛依市第二人民医院体检中心体检人员及家人幽门螺杆菌感染情况进行统计分析时发现，30 岁以下各年龄发病率约为 33.3%；31 ～ 59 岁各年龄发病率最高，在 37.5% 左右；60岁以上各年龄发病率在 29.2% 左右，男性幽门螺杆菌感染率为 35.19%，女性幽门螺杆菌感染率为 34.37%，以家族聚集引发为主。

2. 儿童感染情况

由于儿童群体免疫力差、胃黏膜屏障保护功能较弱，幽门螺杆菌进入儿童胃内后，很难被自然清除，而且幽门螺杆菌感染会影响身体吸收营养元素的能力，进而对儿童的生长发育造成不良影响。[40] 儿童和青少年的幽门螺杆菌的感染率为 28%，成人为 46.1%。全球儿童幽门螺杆菌的总体感染率为 32.3%。年龄较大的儿童幽门螺杆菌患病率（13 ～ 18 岁为 41.6%）高于年幼儿童（7 ～ 12 岁为 33.9%，0 ～ 6 岁为 26%）。[33] 目前我国儿童幽门螺杆菌感染率约为 30.31%，且随着儿童年龄的增长，幽门螺杆菌的感染率逐渐上升，其中 4 ～ 5 岁儿童的感染率最低，为 15.69%，11 ～ 15 岁儿童的感染率最高，约为 35.00%。我国西南地区儿童幽门螺杆菌感染率最低，为 15.18%，西北地区儿童幽门螺杆菌感染率最高，为 40.09%。[41]
儿童感染幽门螺杆菌与经济地位较低、兄弟姐妹或子女较多、共用房间、
无法使用污水处理系统、母亲或兄弟姐妹感染幽门螺杆菌、饮用未煮沸或
未经处理的水以及年龄较大等因素显著相关。[42] 处于农村和经济发展较为
滞后地区及个人或家庭成员卫生习惯不良的儿童感染幽门螺杆菌的危险性
更大。

3.2　幽门螺杆菌的危害性

　　幽门螺杆菌感染是消化性溃疡、胃腺癌和胃黏膜相关淋巴组织淋巴瘤
的主要原因。研究表明，它可能会干扰许多生物过程，并影响许多胃肠外
科疾病的发生。目前已有研究充分证实幽门螺杆菌与免疫性血小板减少性
紫癜和缺铁性贫血的关系。还有证据表明，它还可能导致维生素 B_{12} 缺乏、
胰岛素抵抗、代谢综合征、糖尿病、非酒精性肝病、皮肤病、眼部疾病和
自身免疫性疾病。此外，它可能会增加急性冠脉综合征、脑血管疾病、神
经退行性疾病和其他杂项疾病的风险。

3.2.1　幽门螺杆菌与胃肠道疾病

　　幽门螺杆菌感染是慢性胃炎和消化性溃疡的主要原因。[43] 幽门螺杆菌
在远端胃腺癌和胃黏膜相关淋巴组织（MALT）淋巴瘤的发展中具有决定
性的致病作用，它可以通过刺激胃细胞增殖而不与充分的细胞凋亡相平衡
来促进胃癌的发生。[44-45] 众所周知，细胞毒素相关蛋白 A（cagA）阳性幽
门螺杆菌菌株与患几种疾病的高风险有关，包括消化性溃疡、萎缩性胃炎
和胃癌。[46]

　　1. 幽门螺杆菌与慢性胃炎

　　幽门螺杆菌是引起慢性胃炎的最常见原因，而慢性胃炎是胃黏膜的一
种炎症。[47] 慢性胃炎包括萎缩性或非萎缩性胃炎，幽门螺杆菌引起的复杂
免疫反应是其炎症产生的关键因素。[48-49] 在感染者中，先天性和适应性免

疫系统的激活可导致各种炎症细胞（包括树突状细胞、巨噬细胞、中性粒细胞、肥大细胞、T 细胞和 B 细胞）被吸引到胃中，其中 T 细胞是免疫的主要协调者。[50] 收集到的免疫细胞会分泌各种促炎症细胞因子，如白细胞介素（IL-4 和 IL-22）、肿瘤坏死因子（TNF-α）、干扰素（IFN-γ），从而导致幽门螺杆菌感染特有的慢性炎症。因此，持续性幽门螺杆菌感染可引起不同严重程度的慢性胃炎，且通常引起胃窦为主的胃炎。当炎症持续时，壁细胞被破坏导致胃酸分泌减少，随后发展为萎缩性胃炎和肠化生，这是癌前病变。

2. 幽门螺杆菌与消化性溃疡

幽门螺杆菌和非甾体抗炎药（NSAID）是引发消化性溃疡的常见原因。ACG 指南建议对活跃的或过去有消化性溃疡病史的患者进行幽门螺杆菌感染检测。[51] 十二指肠溃疡的幽门螺杆菌感染率为 90% ～ 100%，胃溃疡的感染率为 60% ～ 100%。[52]

3. 幽门螺杆菌与胃癌

感染幽门螺杆菌是胃癌的最大风险因素。这种疾病每年夺走数十万人的生命。[53] 全球约 75% 的胃癌和 5.5% 的恶性肿瘤可归因于幽门螺杆菌引起的炎症和损伤。[54] 韩国的一项研究报告称，与接受安慰剂的患者相比，接受幽门螺杆菌治疗的患者的转移性胃癌的发生率较低，且胃萎缩状况有所改善。[55]Choi 等人 [56] 报道，根除幽门螺杆菌的治疗降低了一级亲属中有胃癌家族史的幽门螺杆菌感染患者患胃癌的风险。此外，Park 等人 [57] 在对接受检查的健康受试者进行的研究中发现，幽门螺杆菌感染是年龄小于 40 岁的患者发生癌前病变的一个重要风险因素。一些研究也报告了在年龄小于 40 岁的年轻患者中根除幽门螺杆菌的好处，且对年轻胃癌患者的保护作用比对老年萎缩性胃炎患者的保护作用要好，因为在小于 40 岁的患者中，萎缩性胃炎的发病率很低。[58-59]

4. 幽门螺杆菌与黏膜相关淋巴组织淋巴瘤

幽门螺杆菌感染与 90% 以上的黏膜相关淋巴组织（MALT）淋巴瘤有关。[60] MALT 淋巴瘤的发病机制可能与幽门螺杆菌对 B 细胞增殖的直接抗原刺激有关。以前的研究显示，大多数低级别胃 MALT 淋巴瘤患者（80%）

在接受幽门螺杆菌根除术后可以完全缓解，年复发率为5%。[61]对于幽门螺杆菌阴性的胃MALT淋巴瘤患者，也推荐接受幽门螺杆菌根除术，因为这可以使29.3%的患者完全缓解。[62]

3.2.2 幽门螺杆菌与缺铁性贫血

十二指肠和空肠吸收两种形式的铁：血红素铁和非血红素铁。血红素铁主要存在于肉类中，易于吸收。[63]非血红素铁主要存在于蔬菜和谷物中，由氧化铁形式转化为亚铁形式后才能被吸收。[64]胃的低pH环境和抗坏血酸可促进铁还原为亚铁。幽门螺杆菌通过引起萎缩性胃炎来增加胃pH，利用铁促进其生长，并作为缺铁性贫血的致病因素。幽门螺杆菌的外膜蛋白以高亲和力结合铁蛋白和乳铁蛋白。[65-66]幽门螺杆菌也可通过铁封存改变铁代谢。[67]幽门螺杆菌诱发消化性溃疡而引起的隐匿性消化道出血是缺铁性贫血的常见原因。

1991年，Blecker等人首次报道了缺铁性贫血和幽门螺杆菌感染之间的联系，Blecker等人通过不使用铁补充剂的根除治疗方法治愈了一名15岁的患有贫血相关性晕厥和幽门螺杆菌引起的慢性活动性胃炎的缺铁性贫血的女性。[68]幽门螺杆菌感染与不明原因的缺铁性贫血的关联已在成人和儿童人群中得到证实[69-70]，并且通过多种机制引起缺铁性贫血。首先，铁丢失可能是由出血性胃炎、消化性溃疡病和胃腺癌引起的。[71]其次，幽门螺杆菌的cagA蛋白已被证明参与间质中的转铁蛋白的铁获取[72]，幽门螺杆菌对铁的摄取也在细菌生长过程中增强。[73]最后，幽门螺杆菌相关性胃炎可能因腺体萎缩而减少酸分泌，导致饮食中铁的吸收减少。[74]总之，幽门螺杆菌与缺铁性贫血的关联已在众多研究中得到了证实，目前国际和国家指南推荐在不明原因的缺铁性贫血患者中根除幽门螺杆菌感染。[75-76]

3.2.3 幽门螺杆菌与免疫性血小板减少性紫癜

免疫性血小板减少性紫癜是一种以单纯性血小板减少为特征的自身免疫性疾病，免疫性血小板减少性紫癜的主要并发症患者中有15%的患者有严重的出血，该类患者发生静脉血栓栓塞的风险是普通人群的两倍。[77]

1998 年，Gasbarrini 等人 [78] 首次注意到幽门螺杆菌根除后血小板计数显著增加。一年后，Garcia 等人 [79] 提出慢性免疫性血小板减少性紫癜患者在根除该细菌后血小板计数正常化。同样，Stasi 等人 [80] 注意到，50% 的成年人在幽门螺杆菌根除后表现出持续的血小板反应，特别是那些患有轻度免疫性血小板减少性紫癜的人。一项研究指出，成功根除幽门螺杆菌感染的免疫性血小板减少症紫癜患者被证明此后可维持较高的血小板计数。[81] 事实证明，与健康个体相比，在继发性免疫性血小板减少性紫癜患者中幽门螺杆菌的感染患者比例更高 [82]，因此幽门螺杆菌可能是继发性免疫性血小板减少性紫癜的病因。

在确诊为幽门螺杆菌感染的患者中，免疫性血小板减少性紫癜的发病涉及多种机制，例如由某些幽门螺杆菌菌株引发的血管性血友病，该病会引发血小板聚集，其中涉及具有抗血小板效应的单核细胞 / 巨噬细胞的激活，或由抗幽门螺杆菌 cagA 蛋白和抗血小板抗原的抗体组成的分子模拟机制。[83] 基于上述事实，在患有免疫性血小板减少性紫癜的病人中检测和根除幽门螺杆菌在临床实践中是非常有用的。此外，根据美国血液学会指南，应该为免疫性血小板减少性紫癜及幽门螺杆菌感染的患者提供根除治疗。[84]《马斯特里赫特Ⅲ共识报告》和《亚太地区幽门螺杆菌感染共识指南》也提出了同样的建议。[85-86] 尽管目前的指南并不建议筛查所有免疫性血小板减少性紫癜的患者是否感染幽门螺杆菌，但最近的研究认为这种筛查将是非常有用的，特别是对那些来自高流行地区的患者。[87]

另外，幽门螺杆菌似乎也涉及另一种类型紫癜——过敏性紫癜，已知这种紫癜有免疫学反应，但个人的血小板计数正常。研究指出，在患有这种紫癜的儿童中，幽门螺杆菌感染率极高。[88] 因此，有人认为这种紫癜可能也与幽门螺杆菌感染有关，特别是在有胃肠道表现的情况下。相关研究指出，幽门螺杆菌引发的免疫事件和胃黏膜局部损伤是导致过敏性紫癜发生的原因之一，除此之外，冷球蛋白、IgA、C3、促炎性细胞分子、自身免疫、与幽门螺杆菌感染相关的交叉反应性抗体及免疫复合物的分子模拟也被证明参与了这个发病过程。[89]

3.2.4 幽门螺杆菌与维生素 B_{12} 缺乏症

幽门螺杆菌诱导的胃炎被证明会导致胃细胞的功能受到抑制，导致胃酸过低，胃 pH 升高会导致多种维生素和其他矿物质吸收不良。1984 年，O'Connor[90] 等人首次报告了维生素 B_{12} 缺乏与幽门螺杆菌感染之间的关系，他们在伴有恶性贫血的 A 型胃炎患者中发现了类似弯曲杆菌的生物。一些研究证明了这种感染与维生素 B_{12} 吸收不良之间的联系，指出一半以上（67.4%）的幽门螺杆菌感染患者存在缺乏维生素 B_{12} 的情况。[91-92] 此外，研究显示即使在维生素 B_{12} 水平正常的情况下，处于正常范围下端的患者感染幽门螺杆菌的概率也会更高。[93]

事实上，维生素 B_{12} 缺乏症在世界范围内非常普遍，在发展中国家的发病率为 20% ～ 60%，在发达国家也高达 20%。因此，对患有幽门螺杆菌感染的成年人进行的一项研究表明，这种感染的发生与维生素 B_{12} 的缺乏有很大的关系。此外，Annibale 等人 [94] 发现幽门螺杆菌是维生素 B_{12} 缺乏导致的巨幼红细胞性贫血患者的病理因素。

这种缺陷的另一个潜在机制可能与抗酸药物的治疗有关 [95]，幽门螺杆菌可能就起到分子模仿者的作用，因为幽门螺杆菌表达的抗原与 H/K– 腺苷三磷酸蛋白相似。[96] 最终，维生素 B_{12} 缺乏导致高半胱氨酸血症，这是脑血管疾病和缺血性心脏病的危险因素，因此幽门螺杆菌感染和血管疾病有关。[97] 基于所有这些发现，《幽门螺杆菌感染的处理：马斯特里赫特 Ⅳ / 佛罗伦萨共识报告》将不明原因的维生素 B_{12} 缺乏症纳入幽门螺杆菌感染的管理指南。[76]

3.2.5 幽门螺杆菌与心血管疾病

心血管疾病包括冠状动脉疾病、中风和外周动脉疾病，其发病率和死亡率在世界范围内都有所上升。冠状动脉疾病是全球死亡的主要原因，也是心肌梗死最普遍的原因。研究表明，包括幽门螺杆菌在内的微生物与动脉粥样硬化、心脏异常以及冠状动脉疾病的发展有关。[98] 研究指出，幽门螺杆菌在颈动脉斑块水平的存在可能导致其不稳定，并最终导致缺血性中风，特别是在感染 cagA 基因阳性菌株的患者中表现明显。Doheim 等人的

Meta 分析也证实了这些发现，他们强调幽门螺杆菌感染和中风风险增加之间的重要关联。在一项审查中发现幽门螺杆菌感染使不良心血管事件发生的风险增加了 51%，尤其是在心肌梗死和脑血管疾病方面 [99]，且最近的两项 Meta 分析显示，幽门螺杆菌感染与动脉高血压呈正相关，是该病发展的重要因素。[100-101]

另外，幽门螺杆菌感染不仅可能引起冠状动脉不稳定和急性冠脉综合征 [102-103]，还可能增加儿童患冠心病的风险。[104] 有研究显示幽门螺杆菌感染与动脉粥样硬化风险之间存在显著正相关，证明幽门螺杆菌感染能够促进 60 岁以下人群以及无心血管危险因素人群动脉粥样硬化的发展。[105-107] 全身炎症诱导急性期凝血蛋白（如纤维蛋白原）的合成在冠心病的发展中尤为重要 [108]，因此也表明幽门螺杆菌感染与其他血栓事件（包括脑卒中）之间可能存在联系。另一种解释是冠心病与幽门螺杆菌感染诱导血小板聚集的能力有关，这种能力可导致动脉粥样硬化病变不稳定。[109] 据报道，幽门螺杆菌在破坏稳定的冠状动脉斑块中起主要作用，可导致急性冠脉综合征 [110]，Rahmani 等人也在 Meta 分析中强调了幽门螺杆菌感染与心肌梗死之间的显著关联。[111]

3.2.6　幽门螺杆菌与神经系统疾病

幽门螺杆菌感染与某些神经系统疾病如帕金森病、多发性硬化症或阿尔茨海默病之间存在潜在联系。有学者认为，幽门螺杆菌可能会损害中枢神经系统的多巴胺能细胞，从而导致帕金森病的发生。[112] 此外，Tan 等人指出，幽门螺杆菌可能会使帕金森病患者的运动严重恶化 [113]，某些研究人员认为根除幽门螺杆菌可改善帕金森病患者的临床症状和生活质量。[34] 一篇评论指出，以 Toll 样受体 2（TLR-2）为代表的宿主先天性免疫力指标表明了这种神经系统疾病和幽门螺杆菌感染之间的内在联系。[114]

在多发性硬化症方面，有人强调幽门螺杆菌感染在这类病人中很常见。[115] Gerges 等人发现埃及多发性硬化症患者的幽门螺杆菌血清阳性率明显较高，尤其是那些患有继发性进展型多发性硬化症的患者。[116]

被称为阿尔茨海默病的神经退行性疾病与某些细菌或病原体有关，如幽门螺杆菌、肺炎衣原体或单纯疱疹病毒。[117] 因此，幽门螺杆菌感染会增加患阿尔茨海默病的风险，而根除幽门螺杆菌则与阿尔茨海默病症状的改善有关。[118-119] 其他研究发现，与对照组相比，阿尔茨海默病患者血清和脑脊液中的抗幽门螺杆菌 IgG 抗体水平明显升高[120]，且那些血清阳性增加的患者临床预后较差。一项系统综述也指出，这种神经退行性疾病与胃肠道微生物群，包括幽门螺杆菌之间可能存在关联。[121] 事实证明，细菌通过促进炎症、分子模拟机制和 β - 淀粉样蛋白向大脑的积累而导致神经退行性疾病。[122] 因此，包括幽门螺杆菌在内的胃肠道细菌可能对阿尔茨海默病的发展和临床过程产生负面影响。[123]

3.2.7 幽门螺杆菌与糖尿病、肥胖症和非酒精性肝病

一些研究的结果表明，幽门螺杆菌感染在糖尿病患者中比在无糖尿病患者中更常见。Nasif 等人证明，与非糖尿病患者相比，2 型糖尿病患者的幽门螺杆菌感染患病率更高。[124] 幽门螺杆菌感染也可能增加糖尿病相关并发症的风险，与蛋白尿有关。[125] 研究表明[126]，幽门螺杆菌相关的炎症和随后产生的细胞因子以及荷尔蒙失衡可以解释这种感染和糖尿病之间的关联。幽门螺杆菌感染与糖尿病之间似乎存在相互依赖关系，不仅幽门螺杆菌影响糖尿病，而且糖尿病也会影响幽门螺杆菌感染引起的胃部炎症的严重程度。Yang[127] 等人证明，与非糖尿病对照组相比，2 型糖尿病患者患幽门螺杆菌感染相关胃炎的严重程度更重，通过根除幽门螺杆菌感染可降低糖尿病患病风险。[128] 在糖尿病患者中，动脉粥样硬化性血管疾病的风险似乎还与幽门螺杆菌感染相关的血清氧化低密度脂蛋白水平有关。[124]

在血脂参数方面，根除幽门螺杆菌被证明可以提高高密度脂蛋白水平。[129] Hamrah 等人指出，在阿富汗患者中，幽门螺杆菌感染与糖尿病和体重指数升高之间存在显著关联。在肥胖方面，大多数报告的 Meta 分析认为幽门螺杆菌与肥胖风险之间存在显著正相关。[130-132] 而 Douala-Cameroon 的一项研究表明，幽门螺杆菌和高体重指数（无论是否单独）被证明是糖尿病的危险因素。[133]

有研究显示非酒精性脂肪性肝病与幽门螺杆菌感染有关[134]，Kim 等

人指出，与未感染的对照组相比，感染幽门螺杆菌的受试者非酒精性脂肪性肝病发病率更高。[135] Polyzos 也报告了类似的发现，他注意到非酒精性脂肪性肝病患者的抗幽门螺杆菌 IgG 循环水平较高。[136] Wijarnpreecha 等人的一项 Meta 分析也指出，检测到幽门螺杆菌感染的患者发生非酒精性脂肪性肝病的风险更高。[137]Fukuda 等人[138] 提出，由于胃和肠黏膜渗透性增加，幽门螺杆菌抗原可以进入血流，通过门静脉到达肝脏，从而引起肝脏损伤。Sumida 等人[139] 认为根除幽门螺杆菌在治疗非酒精性脂肪性肝炎方面发挥重要作用，因为 TNF-α 是促炎症细胞因子之一，它与 IL-1β、IL-6 和 IL-8 都与非酒精性脂肪性肝炎的发病机理直接相关。[140-141]

3.2.8 幽门螺杆菌与皮肤病

酒渣鼻是一种慢性面部皮炎，表现为红斑和皮肤病变，其特征是红色浅表毛细血管扩张，也称为远波血管扩张，是幽门螺杆菌感染最常见的皮肤病。[142] Argenziano 等人[143] 报道 81% 的酒糟鼻患者感染了幽门螺杆菌，而且几乎所有患者都有 cagA 阳性菌株。El-Khalawany 等人[144] 证明，丘疹期酒糟鼻对幽门螺杆菌的根除治疗的反应比红斑期酒糟鼻更好。基于大多数研究，可以建议对酒糟鼻患者进行幽门螺杆菌感染的检测和根除。

银屑病是一种慢性炎症性皮肤病，不具有传染性，通常具有慢性和反复发作的性质。有研究证明，幽门螺杆菌感染在银屑病患者中比在健康对照组中更常见[145-146]，与中度（69.5%）或轻度（46.2%）患者相比，重度银屑病患者的幽门螺杆菌感染率更高。[146-147] 为了支持幽门螺杆菌在银屑病中的致病作用，Onsun 等人的一项干预性研究[148] 表明，根除幽门螺杆菌疗法比单独使用阿奇霉素治疗的效果更好。

慢性荨麻疹的特点是出现或多或少的瘙痒皮疹，其独特的病症是睑腺炎。一些研究小组报道，幽门螺杆菌感染在慢性荨麻疹患者中的发病率较高。[149-150] 虽然 Campanati 等人[151] 证实幽门螺杆菌感染在慢性荨麻疹患者和健康人之间没有明显的区别，但慢性荨麻疹患者在根除幽门螺杆菌治疗后，皮损有明显改善。Yoshimasu 等人[152] 证明，感染幽门螺杆菌的慢性荨麻疹患者的治愈率约为 56%，如果只用抗组胺治疗，则没有一个能够治愈。

自身免疫性红斑病（AIBD）是一组皮肤病，包括丘疹性红斑狼疮、表皮松解症、疱疹性皮炎和线性免疫球蛋白 A 病。[153-154] Sagi 等人 [155] 和 Mortazavi 等人 [79] 证明，AIBD 患者的抗幽门螺杆菌 IgG 比对照组高。在 Mortazavi 等人 [156] 的研究中，AIBD 组的幽门螺杆菌感染率高达 79.3%。

过敏性紫癜是一种免疫性疾病，其特征是免疫球蛋白 A 在皮肤和其他器官，如肾脏、关节和胃肠道中沉积。这种疾病的发病特点是出现紫色的皮肤损害。有一些报告支持幽门螺杆菌感染和 Henoch-Schonlein 之间的联系，显示在成功根除幽门螺杆菌感染后，皮肤病变有所改善。[157-159]

3.2.9 幽门螺杆菌与眼部疾病

与幽门螺杆菌感染相关的眼部疾病有开角型青光眼、中心性浆液性脉络膜视网膜病变。有研究显示，开角型青光眼患者的幽门螺杆菌感染流行率比对照组高约 2 倍。Zeng 等人 [160] 发表了关于这种关联的 Meta 分析，评估了十项研究，并认为幽门螺杆菌感染和开角型青光眼之间存在统计学上的显著关联。为了进一步支持幽门螺杆菌感染和开角型青光眼之间的关系，有研究称，与没有根除幽门螺杆菌感染的患者相比，成功根除幽门螺杆菌感染患者的眼压参数得到了改善。[161]

中心性浆液性脉络膜视网膜病变是一种导致中心视力暂时下降的眼部疾病，通常只影响一只眼睛。在不同的活动阶段，它的特点是视网膜下有液体通过，而这些液体往往积聚在黄斑下。这导致视力模糊或扭曲，视力下降，如果液体没有迅速被重新吸收，甚至会持续下去。[162] 在 2016 年发表的关于中心性浆液性脉络膜视网膜病变风险因素的系统回顾和 Meta 分析中，Kato 等人 [128] 认为幽门螺杆菌感染是发生中心性浆液性脉络膜视网膜病变的一个可能的风险因素。Cotticelli 的研究小组在一个回顾性的观察性病例系列中评估了这种关联，分析幽门螺杆菌感染在中心性浆液性脉络膜视网膜病变患者中的发病率为 78.2%，在对照组中为 43.5%[163]，根除幽门螺杆菌可能会改善中心性浆液性脉络膜视网膜病变。[162-165] 特别是 Zavoloka 等人 [166] 证明，根除幽门螺杆菌可使病程缩短 3 个月，复发率降低 45.6%，并促进长期预后的改善，两年后视力可提高，光斑频率降低，变形视力频率也降低了。

3.2.10 幽门螺杆菌与自身免疫性疾病

干燥综合征是一种系统性的自身免疫性疾病，其特点是外分泌腺体存在淋巴细胞浸润，导致皮肤病综合征，也被认为与幽门螺杆菌感染有关。[167] 有研究发现，原发性斯约克伦综合征患者体内的幽门螺杆菌抗体与继发性斯约克伦综合征、其他自身免疫性疾病和健康对照组相比明显增加[168]，并且其他作者也报告了类似的发现。[169-171]

幽门螺杆菌血清阳性在系统性硬化症患者中并不少见。[172] 然而，其他研究未能发现系统性硬化症患者和健康对照组在幽门螺杆菌流行方面的显著差异，但发现几乎所有系统性硬化症患者都感染了毒性更强的幽门螺杆菌菌株，尤其是表达 cagA 的菌株。[173] Kalabay 等人发现系统性硬化症患者的幽门螺杆菌感染率增加[174]，幽门螺杆菌感染与系统性硬化症的严重程度之间存在潜在关系。因此，幽门螺杆菌可能促进系统性硬化症的发病。[175]

3.2.11 结论

以上研究显示，幽门螺杆菌可以引起胃肠道和肠道外的疾病。后者是诊断和治疗的一个主要负担。幽门螺杆菌相关的系统性亚临床炎症是导致肠外表现的主要原因，早期根除幽门螺杆菌能够防止与之相关的所有不良事件的发生。研究表明，幽门螺杆菌可能干扰许多生物过程，从而决定或影响胃部以外的许多疾病的发生。目前，它在免疫性血小板减少性紫癜和缺铁性贫血中的作用已被充分证实。新的证据表明，它可能导致维生素 B_{12} 缺乏、胰岛素抵抗、代谢综合征、糖尿病、非酒精性肝病、眼部疾病和自身免疫性疾病，还可能增加患急性冠脉综合征、脑血管疾病和神经退行性疾病的风险。

越来越多的肠外病变与幽门螺杆菌感染有关，尽管它们中的大多数并不发生在儿童期，但在儿童期根除幽门螺杆菌感染至关重要，因为有充分的证据表明，与幽门螺杆菌相关的炎症是在生命早期开始的。因此，只有早期诊断和根除这种感染，才有可能防止上述肠外疾病的发生。此外，幽门螺杆菌感染导致的肠外疾病的发展似乎还取决于其他因素，如年龄、种族、性别甚至地理区域等。

3.3 幽门螺杆菌感染的诊断

幽门螺杆菌的发现标志着现代医学暨消化疾病研究的进展，1983年澳大利亚学者 Warren 等人在胃黏膜中首次分离出革兰氏阴性微需氧菌——幽门螺杆菌。[176]多年来，各国学者用大量的研究成果表明幽门螺杆菌与胃炎、消化性溃疡、胃癌、MALT 淋巴瘤、功能性消化不良、胃食管反流病、非甾体抗炎药所致的胃肠损害有密切的关系。[177-178]因此，正确的诊断和有效的预防幽门螺杆菌感染是消化系统疾病研究的一个重要内容。

幽门螺杆菌的侵入性诊断包括快速尿素酶试验、直接涂片镜检、细菌培养、聚合酶链（PCR）试验。

快速尿素酶试验是经胃镜取组织进行活检，通过尿素底物被分解检测其代谢产物的含量，包括产氨引起的 pH 变化。幽门与胃窦虽然是幽门螺杆菌定植最多的部位，但胃黏膜发生肠上皮化生、萎缩时幽门螺杆菌可发生移位。一般在胃窦及胃体小弯侧同时钳取组织，尽量避免在有溃疡、糜烂及肿物的部位活检。目前应用的有凝胶试验、试纸试验及片剂试验[179]等。该诊断敏感性为86%～98%，特异性为95%～100%，但有假阴性和假阳性出现。

直接涂片镜检是经胃镜钳取胃黏膜，将活检组织包埋、切片、苏木精－伊红染色法、改良 Giemsa 染色、Warthin-Starry 银染色，苏木精－伊红染色法有利于清晰观察胃黏膜组织，但菌量很少或有上皮细胞脱落残渣存在时分辨率差，可再加一种特殊染色。Warthin-Starry 银染色的背景为黄色，菌体染成黑色，对比度较好，分辨率高，诊断敏感性和特异性最高。改良 Giemsa 染色介于两者之间。

细菌培养仍作为诊断幽门螺杆菌感染的金标准。幽门螺杆菌的培养需要模拟幽门螺杆菌在体内胃黏液层下的微需氧气体环境和丰富的营养环境。取胃黏膜活检标本后 4 h 之内接种到培养基（脑心浸液琼脂、巧克力琼脂、布氏琼脂、空肠弯曲菌培养基）上。加入 7% ～ 10% 的动物血清，然后置于 37℃ 的微需氧环境的厌氧罐或 CO_2 培养箱中，放置 10 d。这项检查费用高、需时长。

严英[180] 等对 107 份胃黏膜活检标本进行细菌培养与 PCR，通过检测阳性率来比较两种方法的差异。其中两者均为阳性有 72 份，均为阴性有 23 份。幽门螺杆菌培养阴性但 PCR 阳性有 12 份，两种方法的符合率为 88.8%，统计学分析结果显示 PCR 的检出率高于细菌培养。由于设备与费用的局限细菌培养多用于研究。

幽门螺杆菌的非侵入性诊断包括血清抗幽门螺杆菌抗体检测、13C 或 14C 同位素标记、粪便幽门螺杆菌抗原检测。

血清抗幽门螺杆菌抗体检测多应用 ELISA 法检测血清抗体，如为阳性则表明现在或曾经有幽门螺杆菌感染，诊断特异性和敏感性均很高。但幽门螺杆菌 IgG 抗体也可长期存在，故不可作为幽门螺杆菌治疗疗效评价的依据。

尿素呼气试验（UBT）是受试者口服 13C 或 14C 标记的尿素酶后，胃内幽门螺杆菌的尿素酶分解尿素产生 $13CO_2$ 或 $14CO_2$，经胃肠吸收后由肺部呼出，用液体闪烁仪或质谱仪测定呼出气体中的 $13CO_2$ 或 $14CO_2$ 含量。13C-UBT 作为一种测定幽门螺杆菌水平的非侵入性试验，具有简单、准确、无放射性和极为可靠等优点。经组织学和细菌培养证实结果与幽门螺杆菌数量相关，故是一项定量试验。14C-UBT 具有比 13C-UBT 便宜的优点。小剂量（3.7×10^4 Bq14C- 尿素）试验相等，因此一般采用小剂量试验。

粪便幽门螺杆菌抗原检测是通过敏感的双抗体夹心法从粪便中检测幽门螺杆菌抗原。目前对此法的准确性评价不一，林昌平[181] 等对 186 例有症状的患者进行了粪便幽门螺杆菌抗原检测，敏感度为 97.0%（130/134），特异度为 89.8%（44/49），阳性预测值为 96.3%（130/135），阴性预测值为 91.7%（44/48），准确率为 95.1%（174/183）。

近几年，幽门螺杆菌感染及其相关疾病在发达国家的流行明显呈下降趋势，但在发展中国家仍然十分普遍，且患病率远远高于发达国家。多项研究结果表明，幽门螺杆菌感染与社会经济状况（经济发展、居住环境、卫生条件等）有一定的相关性，较不发达地区的流行率可达70%，甚至更高，较发达地区也可达到40%。[182] 虽然多数幽门螺杆菌感染是无症状的，但是长期感染会增加患病的风险，所以随着年龄的增长，感染率也随之增加。幽门螺杆菌感染还受地理分布区域和饮食习惯的影响，在我国，农村的感染率高于城市，素食饮食者的感染率高于高蛋白饮食者。[183] 幽门螺杆菌感染通常发生在儿童时期。Zhang 等人[184] 发现，3～7岁、8～12岁和13～16岁儿童幽门螺杆菌感染率分别为39.5%、41.0%和54.5%。大部分患者的第1次感染发生在10岁以前，而且一旦感染，就会演变为持续的慢性感染，不加以治疗很少能够自然根除。有学者随访了日本237名儿童中的108名，通过粪便幽门螺杆菌抗原检测发现有16名在出生后12个月内转为幽门螺杆菌抗原阳性，且感染者的比例随着年龄的增长而增加，随访的儿童在出生后3年内幽门螺杆菌感染率为30.9%，而15岁之后感染率为53.1%。[185] 近年来，随着对抗菌药物耐药性的增强，幽门螺杆菌越来越难以根除。[186] 目前，几种常用的抗菌药物对幽门螺杆菌的根除率为10%～50%[187]，根除后复发在发达国家并不多见，但在发展中国家仍然比较常见，发达国家和发展中国家的幽门螺杆菌感染年复发率分别为2.67%和13.00%[188]，说明社会经济状况差的地区可能有较高的复发率。这些信息在一定程度上提示了幽门螺杆菌的感染方式和途径。

了解幽门螺杆菌感染方式和途径是正确预防幽门螺杆菌的关键。目前认为幽门螺杆菌主要是人人传播，特别是在儿童期和家族内传播，包括粪口传播、口口传播和胃口传播，但具体的传播机制尚不清楚，如何在有氧条件下广泛传播也不清楚，主要表现为明显的家庭聚集性。Osaki 等人[189] 采用基因分型技术评估了来自5个家庭的19株幽门螺杆菌的基因图谱，发现有4株（家庭 K-1，K-2、K-3和K-4）幽门螺杆菌为母婴传播，但未发现夫妻之间的传播。如果夫妻之间不传播或很少发生传播，可证明亲密接触在传播中不是主要因素。有文献[190] 报道了一对夫妻之间的幽门螺杆菌传播，但该研究没有确认夫妻之间幽门螺杆菌传播发生的时间。对夫妻之间是否存在相互传播依旧存在争议，有更多研究结果倾向于母婴传播是家庭内传播的主要方式。[191] 有研究结果表明，不仅存在母婴传播，还存在祖辈与孙辈间的传播，可能是口口喂食造成的。[192] 上述这些研究主要是针对家庭内的口口传播和胃口传播，很少有研究报道幽门螺杆菌的粪口传播。有研究根据美国国家健康与营养调查中 6 347 名参与者的血清学数据，评估了幽门螺杆菌与甲型肝炎病毒（hepatitis A virus）之间的关联，在 69.8% 的参与者中发现了一致的血清学结果，这项研究的结果表明幽门螺杆菌和 HAV 感染显著相关：由于 HAV 主要通过粪－口途径传播，所以粪口传播也可能是幽门螺杆菌传播的重要途径，该研究支持幽门螺杆菌粪口途径传播的假说。[193] 但有学者对幽门螺杆菌与 HAV 的关联研究中却没有发现两者的血清学有相关性。[194] 关于幽门螺杆菌粪口传播途径有待进一步研究。

在幽门螺杆菌的传播中，环境因素是潜在的影响因素。有文献报道发展中国家与发达国家由于社会经济状况、环境因素（卫生、供水、生活条件等）、种族等不同，幽门螺杆菌的传播途径也可能有所不同 [195-197]，在发达国家和地区家庭内传播占主导地位，在发展中国家和地区传播途径似乎更为复杂，受污染的水和食物均可能传播幽门螺杆菌。[198] Krueger 等 [199] 根据美国国家健康与营养调查提供的数据进行幽门螺杆菌血清流行病与环境因素的相关性分析，发现环境暴露（不干净的生活用水和土壤接触）会造成幽门螺杆菌的传播，因此改善卫生条件和生活条件是降低感染率的重要手段。同时，幽门螺杆菌的传播时间不仅发生在儿童期，青春期也可能发生，其潜在的传播途径可能是室外厕所、井水和农村动物。来源于动物的食品，特别是生奶，被认为是食物链传播中最有可能的人类感染源，相关文献也报道了从动物奶样本中分离出幽门螺杆菌 [200-201]，但也有研究未从牛奶样本中分离出幽门螺杆菌，这可能与幽门螺杆菌的地理分布有关。关于幽门螺杆菌是否存在于食物中的研究结果较少，目前尚不能确定是否有食源性传播途径，还需要更多的流行病学数据和相关实验研究结果来证实。

随着抗生素的广泛使用，幽门螺杆菌的耐药性越来越强，治疗耐药性幽门螺杆菌感染，目前是非常困难的。因此，探究幽门螺杆菌的致病机制来预防幽门螺杆菌感染是非常必要，也是非常重要的新思路和新方法。

空泡细胞毒素（vacuolating cytotoxin A, vacA）编码 vacA 蛋白的基因为 vacA，它存在于所有的幽门螺杆菌菌株中，但只有 50% ~ 60% 的菌株表达有空泡毒性的 vacA 蛋白。vacA 最主要的细胞病变效应是致上皮细胞空泡化。[202-203] vacA 与细胞表面特异性受体结合，通过胞饮作用进入细胞，影响胞膜的转运功能，细胞内广泛发生的 Rab7 依赖的融合及晚期包裹小泡腔隙的渗透性肿胀，导致细胞空泡化，最终导致细胞凋亡。[204] vacA 通过免疫调节作用，抑制细胞毒性 T[淋巴] 细胞的浸润来抑制免疫活性，保证幽门螺杆菌不被杀死，同时能活化淋巴细胞和肥大细胞产生前炎症细胞活素，如肿瘤坏死因子（TNF）和 IL-6。[205] vacA 还可破坏细胞骨架。幽门螺杆菌吸附黏膜后，通过释放的 vacA 毒素使得细胞骨架重排。可见，vacA 通过破坏微管系统，使细胞骨架重排、紊乱甚至降解，最终导致细胞凋亡。编码 cagA 蛋白的基因是 cagA，由 cagA 致病岛编码的蛋白所组成的 TFSS 构成了其最重要的致病因子之一。[206] 此基因被发现只存在于具有空泡细胞毒素的菌株中，所以也有人认为 cagA 是 vacA 的标志物，是胃黏膜炎性反应的标志物，是菌株具有较强毒力的一个信号和标志。其 3' 端的 CRPIA 结构域参与活性蛋白酶引发的信号转导过程，从而引起上皮细胞的增生和促炎因子的释放，导致慢性胃溃疡的发生。[207] 法国的一项大规模流行病学调查显示，cagA 阳性菌株能够引起更严重的炎症反应，与癌前期病变密切相关，而 cagA 阴性菌株却往往仅与慢性炎症相关。[208] cagA 与 KB 相互作用，促炎症反应细胞因子（IL-8 等）和趋化因子 MIP-3 α 表达增加。这些因子可使 T 细胞表面 FasL 增加，引起 FasL 途径的 T 细胞凋亡。根据幽门螺杆菌是否表达 cagA 将其分为 Ⅰ 类菌株（表达 cagA）和 Ⅱ 类菌株（不表达 cagA）。Ⅰ 类菌株控制空泡细胞毒素的表达，被认为是高毒力菌株，与消化性溃疡的发生有密切关系。[209]

3.4 幽门螺杆菌感染的预防

人体感染幽门螺杆菌后，胃黏膜上皮细胞会产生各种细胞因子，如 IL-1、IL-6、IL-8、TNF-α 等，从而诱发和促进炎症反应。[210] 有文献报道 IL-6 通过诱导 IL-8 分泌而起作用，本身对幽门螺杆菌致病机制的作用很弱。[211] 而 IL-10 在限制 IL-8 介导的黏膜损伤方面起重要作用，在幽门螺杆菌感染后可产生局部黏膜保护作用。[212] 而 IL-8 和 TNF-α 在幽门螺杆菌感染的免疫致病机理中起重要作用。IL-8 主要由单核细胞、内皮细胞、成纤维细胞及 T 淋巴细胞在 IL-1、TNF-α、脂多糖等的刺激下产生。有研究显示，幽门螺杆菌感染后胃黏膜上皮细胞诱导分泌 IL-8 增多[213]，说明 IL-8 与幽门螺杆菌致病有重要关系。IL-8 是一种有效的炎性介质趋化和激活多形核细胞，特别是中性粒细胞和 T 淋巴细胞。由胃黏膜上皮细胞产生的 IL-8 和幽门螺杆菌自身分泌的炎性细胞化学趋化因子，导致单核细胞和多聚单核细胞在黏膜组织中聚集和激活，这些炎性细胞此时也能产生 IL-8，形成细胞因子网络，引起胃黏膜炎症。胃黏膜组织中 IL-8 浓度的增加，伴随中性粒细胞的聚集和活化作用，在炎症组织中释放蛋白水解酶和反应性氧代谢产物，再加上幽门螺杆菌直接的细胞毒性作用可能是导致溃疡形成的重要原因。

TNF-α 是一种多功能细胞因子，主要由巨噬细胞和 T 淋巴细胞产生。有一种毒素，它能强烈刺激幽门螺杆菌产生 TNF-α，被称为肿瘤坏死因子-α 诱导蛋白（Tipα），是一种可溶蛋白，由幽门螺杆菌分泌后作用于组织细胞，可引起一系列生物效应。[214] TNF-α 能激活中性粒细胞，促进 T 细胞和 B 细胞增生，以及调节内皮细胞表面抗原，是胃黏膜炎症形成初始阶段的重要细胞因子之一。

由于幽门螺杆菌对抗菌药耐药性的增强，幽门螺杆菌根除率不断下降，因此应将预防放到同样重要的位置上，防治并重，共同作用抵御幽门螺杆菌感染。[215] 加强幽门螺杆菌感染的检查预防、积极阻断幽门螺杆菌感染的传播途径、注意口腔与食品卫生、改善生活习惯，是防治幽门螺杆菌的重点内容。鉴于当前我国幽门螺杆菌感染的严峻态势，综合疾病特点、感染传染现状、经济与卫生等多方面因素考虑，有必要将预防幽门螺杆菌感染提升为一级预防。[215]

人们已经从唾液、牙菌斑及粪便中分离出幽门螺杆菌，幽门螺杆菌也已被证实可通过人人传播、口口传播、粪口传播及医源途径传播[216]，且其感染具有明显的家族聚集性。因此，切断幽门螺杆菌感染的传播途径可大大减少幽门螺杆菌感染的机会，在日常生活中，注意个人卫生，改善不良卫生条件，也可减少被感染率。

虽然目前采用的根治幽门螺杆菌方案在治疗幽门螺杆菌感染的消化性溃疡上取得了较好的疗效，但抗生素的大量使用，导致许多耐药菌株出现，且不能根治幽门螺杆菌，愈合后易复发，因此廉价、高效、安全的疫苗成为预防和治疗幽门螺杆菌感染的有效途径。[217] 目前幽门螺杆菌疫苗主要有全菌体疫苗和基因工程疫苗两种。由于全菌体疫苗易污染、抗原成分复杂，且全菌体疫苗生产周期长、产量低、菌种保存难，因此目前这方面的研究进展不大。随着分子生物学的发展，基因工程疫苗逐渐成为研究的热点。目前用于抗原基因的主要有尿素酶（urease）、热休克蛋白（HSP）、cagA、vagA、中性粒细胞激活蛋白（NAP）。基因工程疫苗需要一定的递送系统才能发挥出预期药效。因此，疫苗递送系统成为近年来研究活跃的领域之一。国外幽门螺杆菌疫苗递送系统研究集中在微粒、脂质体、凝胶、纳米粒[218-221]；国内则以微粒、脂质体、复乳、凝胶和冻干粉剂等为主。我国第三军医大学邹全明教授[222]带领的团队已经研究出世界上首个幽门螺杆菌疫苗。他们首次创建分子内佐剂黏膜疫苗理论，并采取独特的基因工程疫苗分子构建模式，在黏膜表面产生免疫力，解决了幽门螺杆菌在黏膜表面感染而难以防治的难题。[223]随着研究的进展，口服疫苗有可能应用于临床，从而预防幽门螺杆菌的感染。[224]

幽门螺杆菌感染患者服药依从性低的主要原因包括患者觉得服药麻烦、忘记服药、症状好转后自行断药、服用过程中出现不良反应不敢继续服药。因此，有必要加大护理干预力度，提高患者的服药依从性和治愈率。护理人员对幽门螺杆菌感染患者进行健康教育、心理干预、生活方式指导、用药知识教育、追踪随访等干预措施，通过科学的护理干预，提高患者对幽门螺杆菌治疗及预防的认识，使患者自觉养成健康的生活方式，从而提高幽门螺杆菌根除率。[225-227] 张利荣等 [228] 以跨理论模式为依据制定的行为干预护理模式对处于不同阶段的幽门螺杆菌感染患者进行有针对性的、个性化的干预指导，明显改善了患者的不良行为，促使患者选择健康的生活方式，提高遵医行为和服药依从性，从而提高了治疗效果。

中医护理措施如艾灸、中药烫熨、穴位贴敷、穴位按摩、穴位注射等具有温经通络、调和气血、散寒止痛、扶阳固脱、平衡阴阳等作用。脾胃之阳气健，自然可达到"补后天"之功效，达到益气温阳、调理气血、升清降浊、健脾和胃、止痛等作用，协调脏腑功能，从而提高机体免疫力。秦娟文等人[229]应用中医综合护理有效提高患者对幽门螺杆菌感染的认识，帮助其改变不良饮食习惯及生活方式，采取中医措施以缓解患者不适，提高其舒适感与服药依从性，从而提高幽门螺杆菌根除率。

老年人认知能力和记忆力下降，基础疾病较多，往往服用多种药物，经常出现忘记服药、不按时服药、少服或多服药等现象，从而导致治疗效果不理想。林娟等 [230] 应用循证护理对幽门螺杆菌感染老年患者进行护理，加强用药管理，按时发放药物并协助其服药，保证患者规律服药，同时对患者进行健康宣教、饮食指导、心理护理、药物不良反应的观察等，提高幽门螺杆菌根除率。

幽门螺杆菌感染是引起消化性溃疡的主要因素，人们对其主要致病因子的致病机制从基因方面有了更深的认识，从基因层面寻找治疗和预防的方法将成为今后的研究热点。根除幽门螺杆菌，治疗消化性溃疡已经取得很大进展，但由于抗生素的应用，一些耐药菌株不断出现，幽门螺杆菌感染的治疗面临新的问题，因此寻找新的治疗方案、减少抗生素使用是现阶段治疗幽门螺杆菌的研究重点。有观点认为幽门螺杆菌感染可能发生在儿童期，因此在出生几个月后使用疫苗最有益，应用安全有效的疫苗将成为将来预防幽门螺杆菌感染的重要措施。

幽门螺杆菌已与人类共同进化数千年，是慢性感染的典型例子，其在人群中的感染率很高，却只有约15%的感染者发生疾病，原因尚不清楚，可能与幽门螺杆菌不同基因型的毒力因子以及宿主的遗传因素有关。虽然幽门螺杆菌感染很常见，但仍然无法确定其具体传播和定植机制，粪口传播、口口传播，或胃口传播是最有可能的传播途径，但也存在通过食物和水传播的可能，这些可能的传播途径在近些年的研究中都得到了验证。同时，对处于生命周期不同阶段的幽门螺杆菌感染的影响因素也是研究的重点，如果童年时期感染是晚年发生胃癌的关键因素，那么早期发现和治疗感染的儿童，甚至通过预防或接种等方式避免感染，将是避免胃癌发生的良好策略。[231]

当前对幽门螺杆菌的预防措施包括减少家庭内部幽门螺杆菌的传播、管理好粪便、防止水源污染、控制医院内部幽门螺杆菌传播与感染、口腔治疗和口腔健康教育、接种幽门螺杆菌疫苗等。

许多资料[232]证实幽门螺杆菌感染在家庭中有聚集现象，父母抗体阳性的家庭成员幽门螺杆菌感染率显著高于父母抗体均为阴性和父母一方抗体阳性的家庭成员；父母一方抗体阳性的家庭成员高于父母抗体均为阴性的家庭成员。这就提示幽门螺杆菌通过生活接触存在人人传播或家庭成员同时暴露于同一传染源的可能性。因此，在幽门螺杆菌感染过程中生活习惯和环境具有一定的作用，所以要改变生活习惯、改善环境以减少家庭内部的幽门螺杆菌传播。具体的措施如下。（1）餐桌上用公筷，用餐后餐具流水冲洗且烘干。（2）对婴幼儿的喂养要卫生，大人不要把食物咀嚼后再喂给孩子，也不要大人孩子同筷同碗同时进餐。提倡父母与孩子不要同床。现已公认幽门螺杆菌感染的关键年龄在儿童期[233]，且初次感染幽门螺杆菌年龄较早的人群胃癌的发病率也高[234]，所以更有理由保护好婴幼儿、少年。应提高对儿童幽门螺杆菌感染的认识，积极防治儿童幽门螺杆菌感染，减少日后胃部严重疾患的发生。（3）改变生活习惯减少或阻断幽门螺杆菌传播。许亮文等人[235]研究生活习惯与幽门螺杆菌感染、致病的关系时发现，大量吸烟、高盐饮食、食用腌制食物是幽门螺杆菌感染致病的危险因素。烟、高盐和腌制食物对胃黏膜有直接刺激作用，可引起胃黏膜屏障的损害，进而有利于幽门螺杆菌侵入胃黏膜，并在胃黏膜上定植，幽门螺杆菌通过产生细胞毒素或水解尿素产生有细胞毒性的氨，直接或间接地作用于黏膜细胞，导致慢性炎症或上消化道溃疡出现；而胃黏膜未损伤的健康人会处于带菌状态，无任何临床症状，或如英国学者 Meger 所认为的，其能自行消除幽门螺杆菌。[236] 这说明大量吸烟、高盐饮食、食用腌制食物对引发幽门螺杆菌感染者胃黏膜病变可能有协同作用。（4）对已感染者，除治疗外，在生活方面要注意隔离，避免幽门螺杆菌通过接触而传播。

已知幽门螺杆菌在外界不利环境中，如暴露于抗生素中、营养缺乏等，可由螺旋状体转变为圆球体，圆球体可能是其一种休眠状态，在一定条件下可再转变为螺旋状体而致病。刘集鸿等人 [237] 调查分析表明水是幽门螺杆菌重要传播媒介之一。一些地方，尤其是南方农村的人把马桶拿到池塘里冲洗，而且他们在不同的时间又在同一池塘洗菜、淘米，有的菜农还把出售的蔬菜在这种可能已被污染的水中泡洗，这就使得幽门螺杆菌传播增加。国内消化性溃疡发病率南方高于北方 [238] 是否与此有关，有待于进一步调查。

控制医院内部幽门螺杆菌传播与感染主要包括两方面。第一，减少或避免患者就医过程中被幽门螺杆菌感染。目前纤维胃十二指肠镜检引起的交叉感染经限制性内切酶 DNA 分析已经确定，所以幽门螺杆菌医源性感染是目前被证实的第一传播途径 [239]，应予以高度重视。为阻断胃镜检查过程中的交叉感染，关键要对内镜进行严密消毒，术者采用一次性手套，并选用防水型内镜，做到整体浸泡消毒，尽可能两台以上内镜交替使用，确保消毒充分；术者操作要熟练、轻巧、准确，避免器械过多地接触胃黏膜或轻微地损伤胃黏膜；另外也要减少不必要的胃镜检查，近年来胃镜已广泛应用，然而在胃镜检查过程中可能由于消毒不严密、不充分，或术者的操作不当，引起幽门螺杆菌交叉感染。第二，避免医护人员在为患者诊治过程中被幽门螺杆菌感染。Mitchell 等人 [240] 的一项调查显示，消化科医生中幽门螺杆菌感染率（51%）显著高于消化科护士（19%）、普通临床医生（28%）和献血员（21.5%）（P > 0.01）。据分析，消化科医生与护士之间差异的产生，可能是由于前者接触病人时使用手套者仅占9%，而后者多达72%。国内研究 [241] 结果显示，医院工作人员的抗幽门螺杆菌 IgG 阳性率高于一般人群，提示医院工作人员由于较多接触患者，易于感染幽门螺杆菌，在医院工作人员中，尤以消化科医生和口腔科医生抗幽门螺杆菌 IgG 人阳性率最高，这是由于消化科医生较多接触胃疾患病人，易于被患者的胃液和（或）唾液污染，导致幽门螺杆菌感染，而口腔科医生则经常接触唾液，亦成为幽门螺杆菌感染的高危人群。所以，应加强相应的职业防护意识和保护措施，阻断医患接触过程中的幽门螺杆菌感染。

越来越多的调查资料表明口腔牙菌斑也是幽门螺杆菌的滋生地。陈发明等研究结果表明 [242] 口腔卫生愈差，慢性胃炎愈严重，幽门螺杆菌阳性率愈高。还有研究 [243] 表明经"三联疗法"治疗后幽门螺杆菌已不能从胃黏膜中检出，却仍存在于口腔中，且许多清除牙菌斑中幽门螺杆菌的尝试均告失败 [244]，故口腔可能是该菌的主要宿主，可能是再感染的一个重要原因。[245] 因此，要加强口腔卫生保健，积极治疗口腔疾病，阻断或减少幽门螺杆菌感染。口腔治疗包括龈上洁治、龈下刮治、龋齿的及时充填、牙周病的防治、黏膜病的根治，且建议幽门螺杆菌阳性的胃病患者在全身"三联"用药的同时进行口腔局部治疗，例如含漱剂含漱、高压氧治疗牙周病等。保健教育包括刷牙方法的示范、口腔卫生知识的宣传教育等。

目前幽门螺杆菌感染的传染源和途径仍不完全清楚，很多问题有待进一步探讨。如能在幽门螺杆菌的诊断、预防方面有所突破，对防治消化系统疾病很有意义。

3.5　幽门螺杆菌感染的治疗

多项共识指出，除非采取主动干预措施，否则幽门螺杆菌感染不会自行消除。同时，根除幽门螺杆菌可降低胃癌发生风险，有效预防胃癌；在胃癌高风险地区有成本–效益比优势。接下来将从幽门螺杆菌感染的根除指征、治疗药物、治疗方案、根除幽门螺杆菌有无不良后果方面展开讲述。

3.5.1　根除指征

《第五次全国幽门螺杆菌感染处理共识报告》（以下简称《国五共识》）

指出，所有幽门螺杆菌阳性者均有必要治疗，但我国幽门螺杆菌感染率仍高达 50%，主动筛查所有幽门螺杆菌阳性者并进行治疗并不现实。现阶段仍然需要根据根除幽门螺杆菌的指征（表 3–1），主动对获益较大的个体进行幽门螺杆菌检测和治疗。[246]

表 3–1　幽门螺杆菌根除指征

幽门螺杆菌阳性伴以下因素	强烈推荐	推　荐
消化性溃疡（不论是否活动和有无并发症史）	√	
胃黏膜相关淋巴组织淋巴瘤	√	
慢性胃炎伴消化不良症状		√
慢性胃炎伴胃黏膜萎缩、糜烂		√
早期胃肿瘤已行内镜下切除或胃次全切除手术		√
长期服用质子泵抑制剂		√
胃癌家族史		√
计划长期服用非甾体消炎药（包括低剂量阿司匹林）		√
不明原因的缺铁性贫血		√
免疫性血小板减少性紫癜		√
其他幽门螺杆菌相关疾病（如淋巴细胞性胃炎、增生性胃息肉、巨大肥厚性胃炎）		√
证实有幽门螺杆菌感染的		√

3.5.2　治疗药物

单纯使用某种药物治疗并不能完全根除幽门螺杆菌感染，因此多采用联合用药治疗幽门螺杆菌感染，常用药物主要分为以下几类：质子泵抑制剂、抗生素、铋剂等，其功能如表 3-2 所示。[247]

表 3-2　幽门螺杆菌常用药物

药物种类	功　能	代表药物
质子泵抑制剂类（PPI）	体外中性环境中，幽门螺杆菌对多种抗生素敏感，但在体内酸性环境下，抗生素易分解破坏，无法达到有效浓度和作用强度而发挥作用，需借助质子泵抑制剂的强抑酸升高胃内 pH，从而维持抗生素的结构稳定，提高抗生素的活性	第一代 PPI 有奥美拉唑、兰索拉唑及泮托拉唑，第二代 PPI 有雷贝拉唑钠、埃索美拉唑镁
抗生素	抗生素通过特异性干扰细菌的生化代谢过程，影响其结构和功能，使其失去正常生长繁殖能力，从而抑制或杀死细菌	阿莫西林胶囊、呋喃唑酮片、四环素、左氧氟沙星、克拉霉素、甲硝唑
铋剂	铋剂对幽门螺杆菌具有直接的杀伤作用，在胃黏膜处形成牢固的一层膜，可以有效地隔断胃蛋白酶、胃酸等对胃黏膜的侵蚀，保护胃黏膜，且与抗生素有协同作用	

3.5.3　治疗方案

面对幽门螺杆菌对抗生素耐药性不断增强的趋势，为确保治疗方案达到根除幽门螺杆菌的目的，可选用以下几种方案。

1. 经验性治疗方案

（1）三联疗法。世界上最传统的治疗方案是三联疗法（PPI+ 阿莫西林 + 克拉霉素 / 甲硝唑）。国际上先后发表了共识，包括 2016 年的《多伦多成人幽门螺杆菌感染治疗共识》（以下简称《多伦多共识》）、2017 年美国胃肠病学院的《ACG 临床指南：幽门螺杆菌感染的治疗》（以下简称《ACG 临床指南》）、2022 年的《幽门螺杆菌感染处理：马斯特里赫特 Ⅵ / 佛罗伦萨共识报告》（以下简称《马六共识》）等[248-250]，建议含克拉霉素的三联疗法仅在克拉霉素低耐药率（＜ 15%）地区使用，且将治疗方案延长 14 d。我国幽门螺杆菌对克拉霉素、甲硝唑和左氧氟沙星（氟喹诺酮类）的耐药率已很高，因此 2017 年我国的《国五共识》不建议使用三联疗法。[246]

（2）铋剂四联疗法。经典铋剂四联疗法采用 PPI、铋剂、甲硝唑、四环素。《多伦多共识》《ACG 临床指南》均推荐铋剂四联疗法为一线治疗方案。如果无法进行个体药敏试验，在克拉霉素高耐药率（>15%）或耐药率不明的地区，《马六共识》推荐铋剂四联疗法为一线治疗方案。我国的研究拓展了铋剂四联疗法中抗生素的组合方案，并推出了 7 种方案，疗程多采用 14 d，根除率可达到 85% ～ 94%。具体的组成、药物剂量及用法如表 3-3 所示。[246] 但该方案也有一定弊端，由于铋化合物不溶于水且吸收率 <0.5%，因此服药副作用发生率较高，如呕吐、腹痛、黑舌、腹泻等，因此治疗中断率也明显增高，降低了患者的依从性。[251]

表 3-3　我国推荐铋剂四联疗法中抗生素的组合方案

方　案	抗菌药物 1	抗菌药物 2
1	阿莫西林 1 000 mg，2 次 /d	克拉霉素 500 mg，2 次 /d
2	阿莫西林 1 000 mg，2 次 /d	左氧氟沙星 500 mg，1 次 /d 或 200 mg，2 次 /d
3	阿莫西林 1 000 mg，2 次 /d	呋喃唑酮 100 mg，2 次 /d
4	四环素 500 mg，3 次 /d 或 4 次 /d	甲硝唑 400 mg，3 次 /d 或 4 次 /d
5	四环素 500 mg，3 次 /d 或 4 次 /d	呋喃唑酮 100 mg，2 次 /d
6	阿莫西林 1 000 mg，2 次 /d	甲硝唑 400 mg，3 次 /d 或 4 次 /d
7	阿莫西林 1 000 mg，2 次 /d	四环素 500 mg，3 次 /d 或 4 次 /d

注：a 标准剂量的质子泵抑制剂和铋剂（2 次 /d，餐前半小时口服）+2 种抗菌药物（餐后口服）；标准剂量质子泵抑制剂为艾司奥美拉唑 20 mg、雷贝拉唑 10 mg（或 20 mg）、奥美拉唑 20 mg、兰索拉唑 30 mg、泮托拉唑 40 mg、艾普拉唑 5 mg（以上选一）；标准剂量铋剂为枸橼酸铋钾 220 mg（果胶铋标准剂量待确定）。

（3）非铋剂四联疗法。替代三联疗法的非铋剂四联疗法包括伴同疗法、序贯疗法、混合疗法。伴同疗法指同时使用三种抗生素（克拉霉素、甲硝唑或硝基咪唑和阿莫西林）和 PPI 联合治疗 10 至 14 d。序贯疗法指前 5 或 7 d 使用 PPI 和阿莫西林，后 5 或 7 d 使用 PPI、克拉霉素和甲硝唑 / 替硝唑。混合疗法是序贯疗法和伴同疗法的结合，前 7 d 使用 PPI 和阿莫西林，后 7 d 使用 PPI、阿莫西林、克拉霉素和甲硝唑。

（4）含左氧氟沙星（喹诺酮类抗生素）疗法。左氧氟沙星是临床上广泛使用的喹诺酮类抗生素，与其他喹诺酮类抗生素存在交叉耐药。但由于目前我国幽门螺杆菌左氧氟沙星耐药率已达 20% ～ 50%，降低了含左氧氟沙星疗法的疗效。《多伦多共识》《马六共识》和《国五共识》均不推荐含左氧氟沙星疗法用于初次（一线）治疗，而是作为补救治疗的备选方案。

（5）双重疗法。双重疗法使用高剂量质子泵抑制剂（PPI）和阿莫西林。其等效于推荐的一线或抢救方案，其优势为大多数国家对阿莫西林的原发性和继发性耐药仍然很少见，不良反应较少。PPI 在根除幽门螺杆菌治疗中的主要作用是抑制胃酸分泌、提高胃内 pH，从而增强抗菌药物的作用，包括降低最小抑菌浓度、增加抗菌药物化学稳定性和提高胃液内抗菌药物浓度。PPI 的抑酸分泌作用受药物作用强度、宿主参与 PPI 代谢的 CYP2C19 基因多态性等因素影响。PPI 主要通过肝脏中 CYP 代谢，CYP2C19 是代谢 PPI 最重要的酶。CYP2C19 基因多态性是引起个体间药代动力学及药效学差异的主要因素。[270] 选择作用稳定、疗效高、受 CYP2C19 基因多态性影响较小的 PPI，可提高幽门螺杆菌根除率。[246]

钾竞争性酸阻断剂沃诺拉赞（Vonoprazan, VPZ）抑酸分泌作用更强，其应用有望进一步提高幽门螺杆菌根除率。它可以可逆和钾竞争的方式抑制 H+/K+-ATP 酶介导的胃酸分泌。在药代动力学方面，与 PPI 相比，VPZ 弥补了 PPI 的不足，具有更强的抗分泌作用，优于 PPI。[253]

2. 药敏试验指导治疗（SGT）

2020 年《筛查和根除幽门螺杆菌预防胃癌：台北全球共识》（以下简称《台北共识》）建议，对幽门螺杆菌的局部抗生素耐药性进行监测，以确定在该人群中大规模根除幽门螺杆菌的最佳经验性疗法。[252] 理想情况下，在治疗前应用药敏试验，它无严重不良反应，具有良好的依从性，是达到高疗效、副作用有限、避免不必要使用抗生素的有效方法。与经典铋剂四联疗法相比，SGT 疗法在高抗生素耐药性地区显示出较高的疗效和相似的安全性，与一线治疗幽门螺杆菌感染的方法相当。[254]但《国五共识》依据现有国际指南指出，现有经验治疗根除率高，由于药敏试验存在可获得性、费用和可靠性问题，一般不会首选基于药敏试验的治疗。因此基于药敏试验根除幽门螺杆菌的治疗不应成为临床主流策略。[256]

3. "幽门螺杆菌治疗新路径"——幽门螺杆菌感染的非抗生素疗法

治疗幽门螺杆菌感染有两个途径：（1）利用抗生素直接杀灭幽门螺杆菌；（2）利用非抗生素药物的作用，即通过影响炎症因子、加强黏膜屏障、改变胃内微环境及影响幽门螺杆菌在胃内黏附与定植，从而抑制或清除幽门螺杆菌。"幽门螺杆菌治疗新路径"是指中药、益生菌、黏膜保护剂等非抗生素药物在幽门螺杆菌感染相关疾病治疗中的合理应用。[257]非抗生素疗法的有效性和作用机制仍需要更多、更深入、更细致的基础研究和临床研究来证实。

（1）益生菌。益生菌辅助根除幽门螺杆菌可提高根除率并减少副作用，作为根除治疗的辅助剂，在一些现行指南中推荐使用益生菌，例如乳酸杆菌、双歧杆菌、酵母菌和地衣芽孢杆菌。在根除治疗之前和整个根除治疗过程中使用益生菌，使用益生菌的疗程超过2周时，将产生更好的根除效果。同时益生菌可以调节幽门螺杆菌根除治疗后的胃肠道菌群，促进肠屏障功能的恢复。益生菌可以通过调节菌群、抑制炎症和调控炎症免疫相关信号来减轻幽门螺杆菌感染介导的胃黏膜病变。有学者研究发现益生菌与铋剂四联方案联合是根除效果较好的组合；乳酸杆菌和混合菌株是益生菌菌株的更好选择；在中国观察到的根除效果优于其他国家或地区。[258-259]

由于各项研究中应用的益生菌不同，采用的剂量、时机、疗程不一，与益生菌合用的根除幽门螺杆菌方案不同，因此基于目前报道难以得出可信的结论。如果真正要探讨其作用，应该从益生菌单一治疗入手，包括种类、剂量、给药时机等，在证实益生菌单一应用有效后，再与其他药物结合进行研究，这样的系列研究才能得出可信的结论。[256]

（2）中西医整合治疗幽门螺杆菌。在当前幽门螺杆菌耐药情况下，联合中医药治疗是当前治疗幽门螺杆菌感染相关疾病的新手段。其具有整体调节、直接抑杀幽门螺杆菌的作用。《全国中西医整合治疗幽门螺杆菌相关"病－证"共识》指出中西医整合治疗幽门螺杆菌相关疾病的优势在于以下几点：三联或四联铋剂疗法联合中药可以明显提高幽门螺杆菌根除率，某些中药四联疗法与铋剂四联疗法的幽门螺杆菌根除率相当；能减少三联或四联铋剂疗法的药物不良反应；对幽门螺杆菌治疗失败的患者也能取得较好的疗效，包括根除率、症状等；在改善消化不良症状方面具有优势；同时可缩短抗生素治疗的疗程，减少治疗中的不良反应。[260]

《成人幽门螺杆菌引起的胃炎中西医协作诊疗专家共识（2020，北京）》已提出中西医结合四联疗法（质子泵抑制剂（PPI）+ 有循证医学证据支撑的中成药或中草药辨证施治两种抗生素，疗程为 14 d。中成药剂量遵药物说明书使用，中草药水煎剂或配方颗粒剂每日 2 次），可用于初次治疗。[261]

抗幽门螺杆菌相关性胃病的经典方剂有半夏泻心汤、黄芪建中汤、连朴饮、柴胡疏肝散、四君子汤、左金丸等，其中半夏泻心汤使用频次最高。[262]中药专利复方中，甘草、黄连、蒲公英、延胡索、海螵蛸、白及、香附等中药的配伍频数较高，甘草、黄连、黄芩、蒲公英、半夏等为核心药物。单味中药中抑菌作用明显的有黄连、黄芩、大黄、黄柏、地丁、玫瑰花、土茯苓、山楂、高良姜，中度抑菌效果的有乌梅、苍术、苦参，低度抑菌效果的有陈皮、延胡索、马鞭草、虎杖、玄参、桂枝、柴胡。[263]

其作用机制包括直接杀灭或抑制幽门螺杆菌、降低幽门螺杆菌的毒力、改变幽门螺杆菌的生存环境、抑制幽门螺杆菌功能蛋白合成、破坏细胞结构、抑制生物膜合成、抑制毒力因子释放、降低黏附力、调节免疫反应、抑制炎症因子释放、调节胃内微生态、增强抗生素抗菌活性、清除氧自由基、抑制胃黏膜上皮细胞凋亡等多个方面。[264-266]

对于反复治疗失败者，应根据当地幽门螺杆菌耐药监测及患者具体的情况选择相应的治疗方案（图 3-1）。[260]

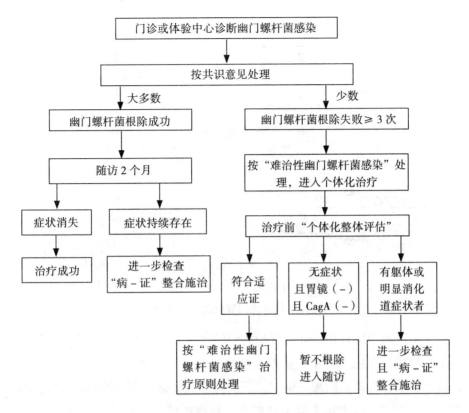

图 3-1 幽门螺杆菌相关疾病处理策略流程图

3.5.4 治疗方案的选择

好的方案都是考虑了当地人群的易感性以及高成功率的经验而得出的。如图 3-2 所示，对幽门螺杆菌根除治疗方案的选择进行了推荐，即先采用最有效、最耐受的方案，再采用最复杂的方案。这种方法已经在中国高度耐药的人群中进行了测试，并被证明是简单而高效的。[252]

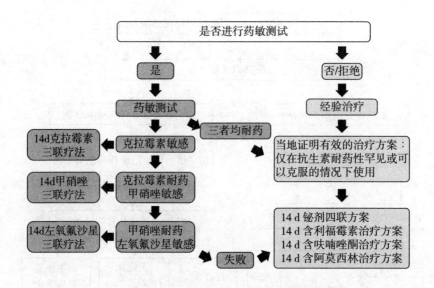

图 3-2　根除幽门螺杆菌的方案选择

《中国幽门螺杆菌根除与胃癌防控的专家共识意见（2019年，上海）》提出在胃癌高发区人群中，推荐幽门螺杆菌"筛查和治疗"策略；在普通社区人群中，推荐幽门螺杆菌"检测和治疗"策略。鉴于根除幽门螺杆菌、预防胃癌在胃癌高发区人群中有成本－效益比优势，推荐在胃癌高发区实施幽门螺杆菌"筛查和治疗"策略。结合内镜筛查策略，可提高早期胃癌检出率，发现需要随访的胃癌高风险个体。在胃癌低发区，实施幽门螺杆菌"检测和治疗"策略，排除有报警症状和胃癌家族史者，并将年龄阈值降低至 35 岁，可显著降低漏检上消化道肿瘤的风险。但建议在实施幽门螺杆菌"检测和治疗"过程中，也应根据需要同时进行胃镜检查，避免漏诊严重胃病或肿瘤。[255]

3.5.5　根除幽门螺杆菌有无不良后果

开展幽门螺杆菌的规范根除是否会带来不良后果是被公众普遍关注的。根除幽门螺杆菌的治疗方案中至少包含两种抗生素，疗程为 10 ～ 14 d，抗生素的使用会使肠道菌群在短期内发生改变，一项研究结果发现幽门螺杆菌根除治疗后，肠道菌群多样性及组成发生的变化可在两个月后恢复。

因此，开展幽门螺杆菌的规范根除不会带来不良后果，例如耐药菌扩散、肥胖、胃食管反流病、炎症性肠病、过敏性哮喘等。[255]

3.6 幽门螺杆菌感染的防治难点

随着社会经济状况和卫生条件的改善以及幽门螺杆菌的成功根除，幽门螺杆菌的患病率随着时间的推移呈现下降趋势。同时，在长期随访中，幽门螺杆菌的复发率仍然很低。随着《中国家庭幽门螺杆菌感染控制与管理共识报告（2021年）》的发布和幽门螺杆菌相关知识的公开宣讲工作的开展，临床医生对幽门螺杆菌的诊断和治疗更加规范。《"健康中国2030"规划纲要》提出改善公共卫生，总体癌症5年生存率将提高15%。原发性（有效根除幽门螺杆菌）和二级预防（提高早期胃癌的诊断率和治疗）的结合是降低胃癌发病率和增加胃癌成活率的有效方法。[267]

但仍存在幽门螺杆菌根除失败的情况，原因是多方面的，包括治疗不规范、治疗方案不适合该患者、患者依从性差以及幽门螺杆菌耐药性强等。幽门螺杆菌根除失败的原因有很多，患者的依从性差可能是根除失败的最主要原因，其次是幽门螺杆菌对抗生素耐药性增强，其他的幽门螺杆菌相关因素、宿主相关因素及环境因素也能影响根除效果。[268]针对引起根除失败的原因，临床医生需要加强对患者的宣教，帮助患者了解幽门螺杆菌感染的危害和潜在风险，知晓根除幽门螺杆菌的获益，提高依从性，根据地区耐药情况及个人抗生素使用情况，尽可能选择敏感抗生素组成的铋剂四联疗法，提高初次治疗根除率，减少继发耐药。当经验治疗失败时，临床医生应当正确地分析根除失败的原因，尽可能提高补救治疗的成功率。

3.6.1 幽门螺杆菌相关因素

1. 幽门螺杆菌抗生素耐药性

幽门螺杆菌对抗生素耐药是其根除失败的主要原因。幽门螺杆菌耐药可分原发耐药（primary resistance）和继发耐药（second resistance），后者指治疗失败后耐药。在我国，细菌的耐药形势不容乐观，甲硝唑、克拉霉素及左氧氟沙星的耐药率均高于警戒水平（>15%），阿莫西林、四环素和呋喃唑酮耐药率较低（<4%）。近些年报道的幽门螺杆菌原发耐药率克拉霉素为 20% ~ 50%，甲硝唑为 40% ~ 70%，左氧氟沙星为 20% ~ 50%。幽门螺杆菌可对这些抗菌药物发生二重、三重或更多重耐药，克拉霉素和甲硝唑双重耐药率 >25%。[250] 总体上，这些抗菌药物的耐药率已很高，但存在一定的地区差异。研究发现，除西北地区外，幽门螺杆菌对阿莫西林、呋喃唑酮和四环素等主要抗生素的耐药性相对较低（<4%）。因此，应根据当地的抗生素耐药性比率选择抗生素。以前接受治疗的成人组与未接受治疗的成人组相比，抗生素耐药率较高（甲硝唑为 99.2%，克拉霉素为 58.3%，左氧氟沙星为 52.3%）。[267] 因此，提高一线治疗幽门螺杆菌方案的疗效非常重要，可以避免二次耐药的发生。

2. 幽门螺杆菌基因型及毒力因子

不同基因型的幽门螺杆菌菌株可携带不同的毒力因子，包括 cagA、vacA、十二指肠溃疡促发基因（duodenal ulcer promoting gene, dupA）等，这些毒力因子既与幽门螺杆菌相关疾病的发生和发展有关，也能影响幽门螺杆菌根除率。此外，毒力因子的表达与基因型相关，vacA s1、cagA[+] 菌株根除率高于低毒力菌株。有学者 [269] 发现在采用传统的 7 d 三联疗法治疗时，dupA 是幽门螺杆菌根除失败的独立危险因子 [270]，与 dupA 阴性菌株相比，dupA 阳性菌株更加刺激胃酸分泌。dupA 阳性菌株感染者幽门螺杆菌根除率比阴性菌株感染者低（28.6% vs 69%，P=0.04）。根除治疗前进行幽门螺杆菌毒力分型检测有助于预测治疗效果。

3. 幽门螺杆菌菌株的自身变形

幽门螺杆菌感染期时呈螺旋状，当暴露在亚致死剂量的抗生素等各种不利条件下时，幽门螺杆菌的形态会发生变化，变成球形和类似球形，这是一种不可复制、不可培养、代谢活性低的状态，可能是幽门螺杆菌感染传播的一个重要形式。[271] 球形状态增强了细菌的抵抗力，有利于细菌的生存，使其对抗生素的敏感性降低，即使无抗生素耐药性，也可造成根除的失败。当环境条件变得有利时，球形幽门螺杆菌可以再次获得螺旋形，

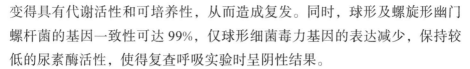

变得具有代谢活性和可培养性，从而造成复发。同时，球形及螺旋形幽门螺杆菌的基因一致性可达 99%，仅球形细菌毒力基因的表达减少，保持较低的尿素酶活性，使得复查呼吸实验时呈阴性结果。

4. 幽门螺杆菌定植部位和负荷量的影响

胃内感染幽门螺杆菌后，幽门螺杆菌主要定植在胃窦、胃角及胃体的部位。位于胃窦部的幽门螺杆菌易被清除，而位于胃窦与胃体交界区的幽门螺杆菌却难以被根除，可能会导致初次治疗的失败。[273] 原因可能是该交界区为胃酸浓度过渡区，该区域的特殊环境条件会影响抗生素的效力，或者该区域存在细菌对抗生素具有保护作用的表达产物，致使幽门螺杆菌对抗生素不敏感。

高幽门螺杆菌密度患者治疗失败的主要原因可能与高细菌负荷有关。此外，尽管根除治疗后其密度显著降低，但是正如高危恶性肿瘤患者的组织病理学随访所显示的，幽门螺杆菌仍然可在胃的一部分（体腔或胃窦）中检测到。[274]

3.6.2 宿主因素

1. 人体胃内 pH

幽门螺杆菌具有独特的适应人胃内高酸环境的能力。幽门螺杆菌生存的一个重要机制 [275] 就是其能产生大量尿素酶，将周围尿素水解成氨，并在菌体周围形成一层碱性"氨云"以中和胃酸，这种一过性的低酸能使幽门螺杆菌顺利穿过胃黏液屏障到达接近中性的黏膜表面。随着胃液 pH 的升高，幽门螺杆菌阳性率呈下降趋势，原因有两方面。一方面，低酸环境允许幽门螺杆菌的竞争性细菌过度生长，进而导致幽门螺杆菌被去除；另一方面，胃酸分泌下降会延长抗幽门螺杆菌 IgA 的免疫活性，增强了其免疫清除力。

胃 pH >6~7 是成功根除幽门螺杆菌的基础。它既是幽门螺杆菌对数生长所需要的 pH，是细菌最易受抗生素影响的 pH，也是某些抗生素（包括克拉霉素和阿莫西林）最稳定和生物可利用的pH。[276] 在不同的酸碱环境下，抗生素的稳定性有很大差异，如甲硝唑在 pH 等于 2 或 7 的环境下十分稳定，但阿莫西林及克拉霉素在 pH 等于 2 时都极易分解，克拉霉素的半衰期更是小于 1 h。[268] 因此，各种根除方案中都含有 PPI，以提高胃内的 pH，增强抗生素的生物利用度和杀菌活性。

2. 宿主 PPI 代谢基因型

PPI 对胃酸抑制的有效性取决于它们的血浆浓度，而这又取决于它们的吸收和代谢。CYP2C19 是促进许多药物（包括某些质子泵抑制剂）初级代谢的酶。CYP2C19 基因多态性可以根据药物代谢是否正常、超快速或不良进行表型分类 [277]，后者表现出最高的血浆药物浓度。对应于增强的药物代谢物表型（即超快速代谢物，URM；快速代谢物，RM；广泛代谢物，EM）的 CYP2C19 的遗传多态性被认为是"变异"表型，而那些对应于缓慢代谢物表型（即中间代谢物，IM；不良代谢物，PM）被认为是"野生型"表型。与野生型 PM（＋/－ IM）表型相比，"变异"表型与根除失败的合并可能性高达 82%（OR：1.82；95% CI：1.52 ～ 2.19，P < 0.001）。[279-280] 当使用更高剂量或频率的 PPI 时，增强代谢物的成功率更高。

3. 宿主疾病状态

在传统三联疗法中，消化性溃疡（PU）与非溃疡性消化不良（NUD）患者的幽门螺杆菌根除率存在差异。国内外的研究均显示，PU 患者的幽门螺杆菌根除率高于 NUD 患者，可能归因于 NUD 患者对克拉霉素耐药性的高发生率。[279]

另外，与非糖尿病患者相比，糖尿病患者根除幽门螺杆菌失败的风险更高[280]，这可能与糖尿病患者的微循环障碍以及更高的抗生素使用频率引发耐药有关。

4. 宿主免疫状态

宿主免疫状态对幽门螺杆菌的根除会有一定影响，Borody 等研究显示幽门螺杆菌根除失败的患者血清 IL-4 水平相对于成功根除幽门螺杆菌或未治疗的患者明显降低，血清 IL-4 水平降低可能预示着患者幽门螺杆菌根除失败。细胞因子主要介导和调节免疫应答及炎性反应，当发生幽门螺杆菌感染时，机体细胞因子的分泌及功能发生异常，研究证实许多中药（如温郁

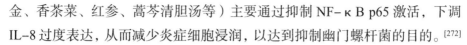

金、香茶菜、红参、蒿芩清胆汤等）主要通过抑制 NF-κB p65 激活，下调 IL-8 过度表达，从而减少炎症细胞浸润，以达到抑制幽门螺杆菌的目的。[272]

5. 患者依从性

依从性是指患者正确遵循医嘱的程度。依从性差是指患者不遵医嘱，在服药过程中不按时按量服药或者自行停药。患者依从性差是根除幽门螺杆菌失败的主要原因之一。

药物的不良反应（比如阿莫西林引起的腹泻、克拉霉素引起的口苦）、治疗方案的复杂性（用药疗程、药物种类数）、药物可获得性、费用、医生对治疗宣教的不到位以及患者的认识不足等都会影响患者的依从性，导致患者不规律的服药或停药，从而引起根除失败。而多因素分析结果显示，依从性好（服药量 >80%）是幽门螺杆菌根除成功的唯一的重要的预测因子（OR：12.50，95%CI：3.1 ～ 5.2，P=0.001）。[268] 因此，制定根除方案时应综合考虑药物可获得性、费用问题，充分向患者交代药物不良反应及处理措施，并告知患者遵医嘱服药对幽门螺杆菌根除的重要性，这将有助于提高患者依从性。

6. 口腔幽门螺杆菌感染

幽门螺杆菌存在于多种口腔生态位，包括牙斑、感染的牙髓和牙周袋，这意味着幽门螺杆菌可能通过某些生存策略在口腔环境中存活。[281] 这些生态位中生物膜的形成使幽门螺杆菌能够长期黏附，而不受唾液清洗或咀嚼食物的影响。此外，幽门螺杆菌还能黏附和侵入口腔内的宿主细胞。同时，幽门螺杆菌能与多种口腔细菌和酵母细胞共聚，侵入的幽门螺杆菌能够逃脱一定的细胞外压力。转变为非生长状态可能也是幽门螺杆菌适应不利口腔环境的另一个重要策略。因此，口腔可能是幽门螺杆菌定植和胃再感染的主要环境。

7. 吸烟及饮酒

吸烟及饮酒都可以影响根除治疗的效果。吸烟可提高根除幽门螺杆菌治疗的失败率。[282-284] 吸烟者根除幽门螺杆菌失败的风险随着目前吸烟状况和吸烟剂量的增加而增加。然而，当 VPZ 用于治疗幽门螺杆菌感染时，吸烟对根除率没有影响。适量饮酒与减少 22% 的幽门螺杆菌感染有关，可能有助于消除幽门螺杆菌。[285]饮用葡萄酒和混合型酒精比饮用啤酒更能减少幽门螺杆菌的感染。[286]尽管如此，不鼓励通过饮酒减少幽门螺杆菌感染，因为这会增加其他疾病的风险。因此，在根除期间及日常生活中应注意戒烟戒酒，养成良好的生活习惯。

8. 肥胖及饮食

体重指数（BMI）较高和患有胃炎似乎是根除失败的独立危险因素。幽门螺杆菌感染与 BMI 水平升高呈正相关。幽门螺杆菌持续感染对中国肥胖人群 BMI 的下降有负面影响。[287]

3.6.3　环境因素与复发

幽门螺杆菌复发和再感染仍然是一个重要的公共卫生问题。复发被定义为短期（6 个月）原始感染的重现。再感染被定义为在 6 个月后发生新的幽门螺杆菌菌株的感染，这需要重新暴露。幽门螺杆菌潜在的感染途径包括粪口传播、人人接触传播等，其感染有明显的人群或家庭集聚性。儿童的幽门螺杆菌感染率更高，父母感染幽门螺杆菌后可传染给子女。经济条件差、居住拥挤及饮水不洁等因素都是感染或者再感染的高危因素，因此幽门螺杆菌复发和再感染更可能发生在幽门螺杆菌流行率高和卫生条件差的国家。除此之外，影响幽门螺杆菌复发的独立因素还有侵入性诊断或治疗、收入水平、餐饮场所卫生标准。

3.6.4　不规范的治疗方案

不规范的治疗方案是导致幽门螺杆菌根除失败的重要原因，这包括药物的选择、剂量、疗程及服药方法等。《国五共识》指出，铋剂四联疗法中推荐 7 种抗生素组合方式，抗生素组合的选择应参考个人抗生素用药史，否则很可能引起初次抗幽门螺杆菌的失败。在初次治疗时同时选择地区细菌耐药率较高的抗生素如克拉霉素、左氧氟沙星，这不仅易导致幽门螺杆菌根除失败而且易诱导细菌耐药。补救治疗时不可重复选择易产生细菌耐药的抗生素，而阿莫西林、呋喃唑酮、四环素不易继发耐药，在补救治疗中可以根据患者的具体情况重复选择。因此，在初次治疗失败后仍选择初次治疗时的方案也是导致再次失败的原因。在疗程方面，国内外的新共识都推荐抗幽门螺杆菌疗程为 10~14 天以提高幽门螺杆菌根除率。

因此，在选择幽门螺杆菌根除方案时应以共识报告为基础，同时结合患者的既往史、抗生素使用史、家族史等相关情况合理选择抗生素及 PPI，更好地设立个体化的治疗方案，减少幽门螺杆菌耐药菌株的产生并提高幽门螺杆菌的根除率。[272]

3.6.5　相关的临床疾病

近年来通过对幽门螺杆菌的研究发现其与各系统疾病的发生、发展有密切联系，其相关疾病对幽门螺杆菌的根除也会有一定影响。Horikawa 等人（2014）对 966 例幽门螺杆菌感染患者的 Meta 分析显示糖尿病是幽门螺杆菌根除失败的危险因素。[272] 因此，在根除幽门螺杆菌的同时对相关疾病进行诊治有助于提高其根除率，例如幽门螺杆菌与糖尿病从中医方面讲，病机均和脾胃湿热有关，可从湿热论治，其发病的关键在于湿热之内外合邪。糖尿病患者在稳定血糖的同时加以健脾清热之法，可一定程度上改善机体湿热的环境，从而更好地为根除幽门螺杆菌提供有利条件。

4 基层科普幽门螺杆菌防治知识的现状与困难

4.1 基层科普幽门螺杆菌防治知识的目的

1983 年，幽门螺杆菌被科学家发现后，其以较高的人群感染率以及与慢性胃炎、消化性溃疡、胃癌的高度相关性而引起医学界的高度重视，1994 年，国际癌症研究机构将幽门螺杆菌列为对人类有害的 I 类致癌物。我国属于幽门螺杆菌高感染高发病地区，流行病学资料显示[288]，我国各地自然人群中成人幽门螺杆菌感染率在 50% 左右，感染后的自愈率几乎为零，即一旦感染，如果不采取正规方案治疗，将终生受累。基层人民群众是国家需要重点帮扶的对象，农村百姓感染幽门螺杆菌的案例常有报道。

《中国共产党第二十次全国代表大会报告》提出，推进健康中国建设，要把保障人民健康放在优先发展的战略位置，完善人民健康促进政策。[289]在乡域传播幽门螺杆菌防控知识要保证推行内容精细化、科普精准化、宣教创新化，也要帮助个人和群体树立健康观念、掌握健康知识、养成健康行为，防治幽门螺杆菌感染宣传是利用各种传播、教育手段把有关幽门螺杆菌的医学科普知识普及到人民群众中，充分调动广大人民群众参与健康教育的积极性，并影响和改变人民群众的健康素质。

4.1.1 降低幽门螺杆菌的人群感染率，增强幽门螺杆菌根治的依从性

各省的流行病学调查显示，农村幽门螺杆菌感染率高于城镇，且抗生素的广泛使用，使幽门螺杆菌的耐药率正在逐年上升，且在根治上抗生素滥用较为严重，治疗适应证不明确，不能选择正规、有效的治疗方案，从而达不到理想的根除效果，加重了患者的经济负担和人身伤害，失去了患者治疗的依从性，治疗失效后也无所适从，找不到治疗失败的原因和治疗对策给基层幽门螺杆菌的感染防控带来了困难。在县、乡、村地区科普幽门螺杆菌防治知识，是一场针对基层百姓的防治幽门螺杆菌知识扫盲活动。

绝大多数农村老百姓不知道幽门螺杆菌的存在及危害性，且因为聚集性餐饮习惯，基层幽门螺杆菌感染呈家庭聚集性，一旦某家庭成员感染幽门螺杆菌，则其家庭成员都是幽门螺杆菌的易感人群。基层医疗卫生工作人员虽对幽门螺杆菌有一定的了解，但认识模糊、不深入且不完全。基层科普幽门螺杆菌即以通俗易懂、简单明了的宣传形式介绍幽门螺杆菌的传播途径、预防措施、治疗方案，并且呼吁更多的群众参与其中。当地的医疗卫生工作者加强防治幽门螺杆菌的宣传教育工作，是使基层百姓熟悉并掌握预防、根除幽门螺杆菌的有效措施，也可以让幽门螺杆菌患者树立起战胜疾病的信心，降低农村地区幽门螺杆菌高感染高发病率，减少基层百姓医疗花销。

4.1.2 降低胃癌发生的危险性，提高大众防癌抗癌意识

医学界已证实幽门螺杆菌的感染与胃炎、十二指肠溃疡、胃癌关系非常密切，并被认为是胃癌的一类致癌因子。[290] 目前大量资料均表明 90% 以上的胃癌是由幽门螺杆菌感染引起的 [291]，胃癌是一个渐进的过程，在发展为恶性肿瘤之前常经过多年持续的癌前病变，一旦进展为胃癌，对患者及家人是沉重的打击。如果能及早识别和治疗幽门螺杆菌感染引起的病变，采取科学合理、适宜患者防治胃癌的措施，就能够减少因感染幽门螺杆菌而引起的胃癌。但绝大多数基层百姓不了解幽门螺杆菌的感染症状以及其与胃癌发生的高度相关性，许多有感染症状的基层百姓忽视幽门螺杆菌感染的可能性，不但不及时就医、不对症服药，还使用一些毫无科学根据的"土方"来缓解胃部不适，使得病情进一步恶化，从最初的胃黏膜损伤发展成不可逆的胃癌。向基层百姓详细地讲述幽门螺杆菌的防治办法、感染幽门螺杆菌的危害性，有利于减少因感染幽门螺杆菌引起的胃癌的发生，让基层百姓知晓并重视幽门螺杆菌感染的危害性，从日常生活习惯着手，远离感染源，切断传播途径，有症状及时就医，避免病情进展为癌症。癌症的治疗费用高，极易导致基层百姓因病致贫、返贫。

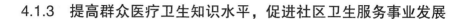

4.1.3 提高群众医疗卫生知识水平，促进社区卫生服务事业发展

开展基层科普工作，一方面是普及卫生知识，另一方面是帮助社区卫生服务机构防治所管辖地区幽门螺杆菌的感染，许多老百姓忽视幽门螺杆菌的感染及危害，再加上社区医疗卫生方面的宣传力度不够，造成农村幽门螺杆菌的高感染率和传播率。开展基层科普应与当地医疗卫生服务部门合作，呼吁老百姓以受益者的身份参与到科普活动中，认真接受关于幽门螺杆菌的科普教育。同时，要针对不同地域老百姓的具体情况，进行不同形式和层次的科普，科普活动必须为当地老百姓所接受才算得上成功，只有开展通俗易懂、童叟皆宜的科普活动，才能提高群众医疗卫生知识。必须呼吁乡村医疗卫生机构加入基层科普工作，因为医疗卫生工作者是医疗科普的骨干力量，只有不断在科普工作中进行锻炼，才能提升基层医疗卫生机构的科普能力。也可以在当地发展一批科普志愿者，协助基层卫生服务机构开展科普工作。科普活动的开展，提高了基层百姓对幽门螺杆菌危害的重视程度，也减轻了社区卫生服务部门防控幽门螺杆菌感染的重担，降低了基层宣传工作开展难度。

4.2 基层科普幽门螺杆菌防治知识的现状

4.2.1 法律政策保障基层科普合法合理开展

中华人民共和国成立以来，党和国家领导人十分重视科普事业的发展，《中华人民共和国科学技术普及法》（以下简称《科普法》）由中华人民共和国第九届全国人民代表大会常务委员会第二十八次会议于 2002 年 6 月 29 日通过，颁布此法的目的是实施科教兴国战略和可持续发展战略，提高公民科学文化素质，推动经济发展和社会进步 [292]，2019 年通过的《中华人民共和国基本医疗卫生与健康促进法》，提出了各级人民政府应当普及健康科学知识，向公众提供科学、准确的健康信息。医疗卫生、教育等机构应当开展健康知识的宣传和普及工作。

在我国的科普事业中，农村科普工作一直都是重中之重，尤其是"科教兴国"和"建设创新型国家"两大发展战略被提出后，农村科普工作在我国经济文化建设中显得更加重要。[293]

《科普法》颁布后，为开展农村科普工作提供强有力的法律保障，各省政府以《科普法》执法检查为契机，促进了各项政策、文件精神的贯彻落实。例如，河北省等地出台了鼓励科普事业发展的相关优惠政策；河南省等地召开了全省科普示范县创建工作会议，交流经验，表彰先进；安徽省肥东县科学技术学会通过创建全国科普示范县，将科普工作纳入党政部门的考核管理目标中。除此之外，各地还因地制宜地开展了科普示范乡（镇）、村，科普示范学校等创建活动。各地农业机械化协会也积极推进相关服务工作，尽可能地争取社会各方面的支持，在政府和科学技术学会的支持和指导下，推进基层科普工作的开展，促进农村知识文化水平的提高。

基层科普幽门螺杆菌不仅贯彻落实了《科普法》，也为国家乡村振兴工作贡献了力量。随着我国经济的蓬勃发展，基层科普工作也取得了许多进展，但根据经济水平和地域差异，我国东部地区农村科普幽门螺杆菌工作的开展领先于中西部地区，中西部地区的科普幽门螺杆菌工作在大环境的影响下，引起了社会各界的重视，农村科普整体环境有了较大改善。

基层科普幽门螺杆菌的工作一般是在各地政府的支持下，联合当地医院、社区卫生服务中心、民营企业、高校志愿者在县、镇、乡开展的公益活动，政府的支持为科普提供了制度保障，当地医院的参与给予了基层百姓科学精准的防治措施，社区卫生服务中心最了解当地基层百姓的健康状况、生活饮食习惯，并且能够提出为当地百姓所接受的科普形式，民营企业的赞助既可以宣传企业产品也可以提高科普基础设施的水平，使基层科普幽门螺杆菌活动能紧跟时代的步伐，实现科普形式现代化，高校志愿者投入基层科普工作中，会使整个科普团队更加有活力，科普的形式也会变得更加新颖丰富。

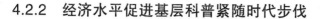

4.2.2　经济水平促进基层科普紧随时代步伐

近年来乡村振兴战略的提出，脱贫攻坚战取得的胜利，城乡一体化程度越来越高，使我国农村经济迅速发展，农村科普经费得到有效保障，东部一些发达地区的乡镇按照每人 0.5～1 元的标准核定科普经费，并列入乡镇财政预算 [294]，这直接保障了科普工作的顺利开展。随着医疗保障制度的不断完善、医疗技术的迅猛发展，基层百姓也能享受到先进的医疗服务，2022 年 1 月上海市嘉定区徐行镇的嘉定中心医院和徐行镇社区卫生服务中心联合开设的"幽门螺杆菌检测项目"正式开诊，这是嘉定北部首个街镇卫生服务中心增设的就医项目，会诊安排了专家答疑，并且在诊室开展 13 碳尿素呼气试验检测，以检测幽门螺杆菌的存在。

许多地区的医院为了了解当地百姓幽门螺杆菌的感染情况，制定更加适宜当地防控幽门螺杆菌感染的方案，医院联合各社区卫生服务中心对基层百姓的感染情况进行调查分析。安徽省宿州市立医院对有上消化道症状的门诊就诊或住院的患者及健康体检者进行了调查 [295]，发现农村居民幽门螺杆菌感染率明显高于城市居民，该医院指出在以后的医疗工作中要重视和加强幽门螺杆菌相关知识的宣传，帮助感染者改正不良的卫生习惯，呼吁感染者进行根除治疗。广西壮族自治区崇左市人民医院与人民医院对崇左市 1 000 名常住居民进行幽门螺杆菌感染的血清流行病学调查 [296]，为本地区目标人群幽门螺杆菌感染及相关疾病的防治提供理论依据。陕西、河南、山东、湖北等省份都曾对当地农村百姓幽门螺杆菌感染开展流行病学调查，调查结果可以指导科普工作者有针对性地为各地区基层百姓制定合适的科普宣传方案，以提高防治幽门螺杆菌相关疾病的能力，为幽门螺杆菌相关性疾病的防治打下了基础。由此可见，医疗服务已逐渐由"有病治病"过渡到"没病防病、预防为主"的模式，健康教育是一种最佳和最大的卫生资源。

4.2.3　互联网信息技术优化基层科普服务

随着时代的进步，科学技术发展日新月异，互联网时代的到来，不仅提升了新闻信息传输速度，也改变了基层百姓的生产生活方式，促使农村百姓的传统观念发生改变，基层科普形式和内容也随之变化。拍摄科普视频、专家直播答疑、运营科普公众号等都是充分利用现代传媒手段和通信手段积极开展基层科普工作的主要形式。浙江大学医学院附属第二医院的线上健康大讲堂曾安排名医进行直播，主题为"了解幽门螺杆菌，关爱胃肠健康"，在直播过程中，观众可进行线上提问，主讲医生对所提问题进行了详细解答。此类专家直播活动多地都有开展，将专家与老百姓联系在一起，促进农村卫生健康知识的传播。现代先进的传媒技术能够将幽门螺杆菌的科普宣传内容转变成群众喜闻乐见的娱乐短视频，这种形式易于被基层各年龄段百姓所接受和熟记。在各大传媒 APP 上都能搜集到许多科普小视频，有卡通动漫形式、权威医生录制形式、情景小品形式等，APP 在为大众提供海量信息的同时，也在积极吸引优质的内容创作者和创作机构。许多政府机构、高校、医院等纷纷建设自己的新媒体矩阵，将幽门螺杆菌的科普与时事联系起来，吸引百姓眼球，引起百姓重视。

为了吸引更多老百姓关注幽门螺杆菌的防治知识，使科普内容更加生动有趣，许多医疗卫生机构及政府都创建了公众号，实时发送科普推文。北京协和医院定期刊发由协和专家撰写的科普文章，因科学权威、图文并茂，很快便吸引了众多"粉丝"。为了让科普内容更加生动有趣，许多医院与第三方机构合作，对科普文章进行二次创作，推出了系列科普短视频和科普漫画，产生了良好反响。[297] 随着优质内容的不断积累，许多地区联合当地电视台举办科普演讲比赛、科普培育项目大赛等活动，在参赛的过程中不仅完成了宣传推广，也激励了科普工作人员的工作积极性，提升了宣传队伍的业务能力。

互联网产业的迅速发展给科普工作者带来了巨大的便利，也给老百姓的生活带来了良好体验，基层科普团队要把握住机遇，以高质量的科普内容服务回馈基层老百姓，以多样化的宣传手段展示幽门螺杆菌感染防治的重要性，构建基层科普新格局。基层科普团队应熟知网络运作流程，挖掘更多幽门螺杆菌研究内容，不断开辟、拓展宣传新阵地。同时，网络是一把双刃剑，面对复杂多变的网络舆论场，基层科普宣传工作要把握好"时"和"度"，及时发布和传播准确、权威的信息，引导积极正确的思想舆

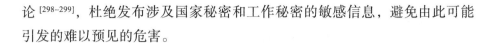

论[298-299]，杜绝发布涉及国家秘密和工作秘密的敏感信息，避免由此可能引发的难以预见的危害。

4.2.4　基层科普幽门螺杆菌存在的问题

1. 不同地区基层科普发展不平衡

近年来，随着我国农村科普工作的开展，总体上农村科普工作的各方面都得到了较大提高，但是地区之间也存在一定的差距，比如东部与西部在科普经费的分配上存在差异。除此之外，在科普基层设施建设、科普人才队伍建设以及科普传播方式上，东、中、西部也存在较大差距。[301] 东部处于领先地位，中部次之，西部较为落后，与经济发展水平成正相关关系。东部和中部拥有的科普设施以及科普人才都明显多于西部地区，同时东部和中部地区用于传播科学技术知识的技术手段也领先于西部地区，例如上海已经采用了科普视频服务的工作方式，东部的其他地区也早已经将网络技术运用到农村科普工作中。

现阶段的东中西部农村科普发展状况表明，我国东部农村科普设施建设较好，但总体来看，地域之间的差距较大，中西部基层科普资源比较匮乏且科普工作的内容和形式已经不能适应时代发展和农村老百姓的生活需求。科普设施资源的缺乏直接导致乡镇科普活动无法正常开展，科普群众也没有固定的科普活动场所。现代化、社会化和开放外向型的农村科普机制尚未形成，旧的体制在科普工作中依然发挥着主要作用；市场经济观念虽然对当下农村科普服务体系产生了一定的影响，但是还未充分发挥作用，农村科普工作还未形成新的工作服务体系。

目前我国社会经济不断发展，综合国力不断增强，政府应统筹规划、合理分配资源，逐渐增加卫生科普的投入。在进行卫生资源分配过程中应采取政策倾斜的措施。在人力、财力、物力等方面对医疗卫生科普增大资源投资。

2. 基层科普幽门螺杆菌缺乏专业化队伍

首先，从我国基层科普组织的人员构成情况来看，在乡镇科协、农机协，以及街道、村科普组织中，科普工作人员主要是兼职人员。这些兼职的工作人员大多来自企业、高校以及一些非公有制经济组织，人员流动性大，工作缺乏长期性和连贯性。农村科普人员数量较少，造成农村科普工作量的增加，每一位工作人员经常要同时负责几项工作，使科普的效果大打折扣。其次，农村科普工作的交叉性强，除了科学技术协会在组织科普活动以外，科学技术委员会等政府部门也在组织，从好的方面讲，这大大增加了农村开展科普活动的总次数，但从另一方面讲，由于组织单位的不同，有时同一个内容的科普活动已经开展了很多次，有的科普内容却一次也没有组织宣传过，这大大增加了科普活动的协调难度，农村科普缺少一个完善的监督和反馈机制，难以对科普工作的过程进行监督，无法对科普工作的成效进行及时反馈。造成这些问题的原因主要有以下三点。第一，对科普工作人员的科普行为缺乏监管。开展科普工作有明确的目标，有明确的组织形式，但对科普工作者的科普行为缺少监管，科普工作人员普及的知识是否通俗易懂，科普工作有没有落实到位，都未可知。无法获取有效的工作进展情况，进而缺少推动力，难以实现科普模式的健康发展。第二，对科普场馆缺少监管。一些单位在被评选为科普基地后，并没有发挥应有的效用，没有相应的监管机制，工作人员也会缺少相应的积极主动性。许多科普场馆形同虚设，有的场馆甚至看不见工作人员的身影，这会对科普工作造成很大影响，不利于整个科普场馆的发展。第三，缺少对农村科普工作成效的反馈。农村科普工作流于形式，一味地进行知识传播，而知识的传播是否达到应有的效果缺少一个真实的反馈，对科普的效用没有明确的评价反馈机制，难以发现科普过程中存在的问题，也就无法对科普工作进行改进和创新。再者，科普幽门螺杆菌需要医疗行业工作者开展，是专业性很强的科普工作，许多基层医疗行业从事者不具备这样的专业知识，无法向百姓传达幽门螺杆菌有关知识。

基层科普幽门螺杆菌是医疗卫生科普中非常重要的一部分，仅靠小部分人显然远不能满足需要，科学普及不仅需要大量的科普实践者和科普志愿者，还需要一个健全的卫生科普网络体系以提供组织保障。[302]因此，对科普工作人员的工作目标、工作方式方法、工作效果进行实时评估尤为重要。农村科普工作的主要作用对象是农民，农民的真实反馈信息也是科普工作调整方向的依据。建议加强对农民反馈指标的研究，在科普工作开展过程中及时与农民沟通，了解科普内容是否易于理解，科普方式是否易于接受，科普是否真的带来好的成效，保证科普的民主化和科学化。对于农民的科普评估，并不局限于科学素质评估，而是从科普需求、科普效果、科普愿望等各个方面入手，为未来科普的个性化、针对性发展提供方向。科普工作实时评估模式的主要目的就是得到农村科普工作的实时反馈，对各组织和个人进行有效的评估，及时改进农村科普工作中的不足之处，提升农民群众满意度，使农村科普工作向更有利于促进乡村振兴的方向发展。医护人员、医药卫生工作者、医学高校学生是基层科普幽门螺杆菌工作的主要力量和中坚力量，他们具有专业的优势。政府应制定相应的政策、社会保障和激励机制，重视和肯定广大医务工作者的科普工作，认可其劳动成果和社会价值，调动其科普工作的积极性。在科学家、医学专家、卫生技术工作者、医学高校学生中培植科普骨干是发展科普人员队伍最经济有效的途径。另一个重要方面就是要加强培训，提高卫生科普人员的综合素质。

3. 农村医疗卫生技术发展滞后

改革开放以来，我国农村医疗卫生条件有了明显改善，但部分地区仍存在投入不足、医疗设施落后、技术人才匮乏等问题。

部分农村医疗卫生存在的这些问题给农村科普工作提出了新的挑战。首先，一些交通不便的农村地区，尤其是西南地区，山高路远，医疗用品和医疗设施难以送达。其次，医疗卫生工作对工作人员的专业技术要求很高，一般的科普工作人员难以胜任，然而邀请医疗专业人员到偏远山区进行科普活动的难度大，成本高，这使农村地区的医疗卫生科普活动难以进行。最后，农村医疗卫生问题不仅关系着农村居民生活条件的改善，更关系着社会主义新农村的建设，所以要搞好农村科普工作，就必须解决农村医疗卫生问题。

4. 基层百姓缺乏主动性和积极性

许多基层科普形式单一，大多以讲座、广播的形式开展，缺乏新颖性、多样性，使得百姓对科普缺乏兴趣，难以达到预期的效果，未能激发基层百姓对幽门螺杆菌防控知识的认知热情。由于对科普活动缺乏兴趣和关注，许多老百姓不愿抽出农忙时间去参与科普活动，再加上基层科普未建立良好的反馈机制，未对老百姓的需求进行探索和分析，基层互动性科普活动比例较低，单向的自上而下的传播方式，已跟不上时代前进的步伐，无法满足基层百姓的需求。不同的传播形式会产生不同的效果，正如形式与内容之间的关系一样，内容较好的科普需要有好的表现形式，好的表现形式会对防控幽门螺杆菌知识的传播产生好的效果。否则，再好的科普内容，人们无法获得或者没人关注和留意，就达不到好的传播效果。因此，在全媒体时代，应当根据不同人群的文化水平、理解能力和认知水平，针对不同的媒体渠道特征，采用不同的表现形式，对媒体采编的流程进行重构，从而使信息形式和结构发生本质的变化，满足不同人群的需求，使不同层次的受众都得到最大限度的满足，还可以利用各地的传统习俗来进行健康科普知识宣传，如土家族的对歌、瑶族和苗族的舞蹈，甚至还可以考虑传统形式和现代形式相结合，如在编导广场舞时，可以将民族舞蹈元素融入其中，以民族歌曲和曲调作为背景音乐，这样可以增强农村居民的认同感，激起他们的参与感。[303]

4.2.5　小结

基层科普幽门螺杆菌工作总体呈现出持续发展态势，科普内容不断丰富和深化，科普形式也从最初的展览、讲座、广播宣传转变为网络直播、娱乐短视频、微信公众号推文、小品等多种多样的宣传形式。但是，受经济发展水平和特定地理特征的影响，不同地区之间还存在着较大的差距。另外，基于我国农村地区面广人多，各地风俗习惯、人文环境等复杂的实际情况，在农村科普的具体工作中，对问题不能一概而论，应根据不同地区的不同人群进行调研和实践，选择最易于被当地百姓接纳的科普形式，要根据各地的实际情况，具体问题具体分析，把握问题的普遍性和特殊性，制定适宜的对策。

在实施乡村振兴战略背景下，乡村科普的重要性日益凸显，乡村科普的良好发展能够给乡村振兴打好坚实的基础。科普示范村、科普内容整合、科普工作评估模式，是深入分析我国基层科普中存在的问题后提出的，能够提高农民学习主动性，整合科普资源，提升科普工作质量，促进乡村科普健康发展的新模式。基层科普的新模式需要政府主导，多部门联合才能更好地发挥作用，助力乡村振兴发展。

4.3 基层科普幽门螺杆菌防治知识的困难

中共中央办公厅、国务院办公厅印发的《关于新时代进一步加强科学技术普及工作的意见》（以下简称《意见》）指出，"围绕群众的教育、健康、安全等需求，深入开展科普工作，提升基层科普服务能力。依托城乡社区综合服务设施，积极动员学校、医院、科研院所、企业、社会组织等，广泛开展以科技志愿服务为重要手段的基层科普活动。"[304]《意见》要求强化全社会科普责任，加强科普能力建设。当下，我国幽门螺杆菌感染率较高，深深困扰着数千万百姓的日常生活，在基层科普幽门螺杆菌的防治知识，已经刻不容缓。在基层乡镇中，积极引导人民树立"健康生活"的理念，是基层科普的不竭动力。[305]

4.3.1 幽门螺杆菌的感染率高，患者人群基数大

幽门螺杆菌是一种致癌性革兰氏阴性杆菌，具有极强的传染性，存在于世界上超过 50% 的人的胃中，并在发展中国家引起更严重的问题。目前统计的全国平均水平，25 岁以上的人群感染率接近 50%，35 岁以上人群感染率大于 60%，70 岁以上的人群感染率 80% 左右。幽门螺杆菌的感染，和患者的年龄、生活区域、生活习惯、家族聚集性都有直接的关系。老人和留守儿童往往是幽门螺杆菌的易感对象。这一易感人群的特征是胃黏膜保护系统较差，容易受到病菌的侵害，造成肠胃疾病。基层人民中幽门螺杆菌的感染率非常高，患幽门螺杆菌的人群基数大，想要根除幽门螺杆菌，降低人民群众的感染率，是一个非常大的挑战。

4.3.2　科普领域人才存在供需不平衡

科普工作是立足于科技传播来提升全民科学素质、培育创新文化土壤的公共服务，在城市发展进程中，及时响应社会要求来调整工作重心，为城市建设和群众生活质量提高做出了贡献。[306] 随着社会的发展，科普工作在世界各国尤其是发达国家受到了更多的关注，许多国家将科学普及纳入国家发展战略中。

科技兴国需要借助先进的理念去推动，先进的技术去实现，这些都需要有"智慧"的人才去完成，而这种具有"智慧"的人，需要靠科普工作去培育。调查发现，如何加强科普人才队伍建设，市民认为可以从加强科普人才培养和发展、科普人才引进利用、科普人才统筹分配、科普人才激励和保障这四个角度着手。

目前，虽然基层科普的人才队伍达到了一定的规模，但是从科普事业发展的需求来看，仍然存在规模不足、整体水平有待提高、人才培养和使用机制不够完善等多方面的问题。[307] 特别是在科普的创作、设计、研究和研发，活动策划和组织，场馆以及媒体等方面缺少高端人才，社会各界专业人才的科普积极性没有得到有效调动。科普的工作范围广，内容上涉及各个行业的内容，需要不同领域的专业学者的充分参与，才能满足各个层次的人民群众。并且基层科普人才异常短缺，特别是为社区居民科普，促进居民生活质量提升的科普员特别缺乏。而从事医学健康的专业人士虽然专业性很强，但是缺乏亲和力。科普人员需要将晦涩难懂的医学知识转化为通俗易懂的语言或者视听产品，以便大众接受，这需要各行各业的人士的共同努力。科普人才的流动性大也是当前的一大难点。目前，许多科普队伍的主要构成是在校的大学生，这导致流动性很大，工作时长短，更新换代快，会阻碍科普工作创新的推进，科普效果的持久性也不强，科普工作会停滞不前，难以发展。此外，科普工作者的专业性参差不齐，往往只能凭一腔热情完成"值班站岗"式的科普工作，科普方式也单一乏味 [306]，在专业的知识讲解中并不能很好地解决人民大众的根本性问题，不能做到双向的交流。因此，我国的科普人才短缺仍是一个亟待解决的问题。

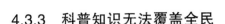

4.3.3 科普知识无法覆盖全民

科普的受众对象存在倾斜，科普存在没有覆盖全民的问题。当前，许多科普活动重点关注青少年和中年人群，并且多采用一些易吸引年轻人的形式，缺乏对老弱群体的覆盖。做好医学科普工作，不仅是提高国民科学素养的重要内容，还是提高疾病预防能力，做到对疾病早发现、早诊断、早治疗的关键路径之一，更是最经济、最有效的健康策略。向社会大众尤其是中老年人宣传疾病预防科普知识，提高其疾病预防意识和能力，养成健康的生活习惯，实现健康生活少生病是医学科普的首要目标。

当前科普工作针对的主要目标群体是学生群体，学生群体易于组织，容易被感染号召，青少年创新能力强，是科普关注的重点对象，但是忽略了对基层劳动人民、老弱病残、个体企业职工、外省的流动人口的关注。[308]非知识型患者是健康教育最突出的难点。基层医院所接诊的部分患者对健康教育知识的理解能力、接受能力弱，甚至对护理健康教育心存误解或漠不关心，他们的需求仅限于求医治病，解除病痛。这给护理健康教育的开展增加了难度。[308] 虽然在日常生活中，有些科普活动也会针对这些人群，但是效果不尽如人意，很多时候通过发放日常生活用品或者纪念品等来吸引人们的参与，导致无法全面覆盖所有人群。在基层宣传工作中，也常常面临许多挑战，比如不会讲当地的方言，与老年人沟通有障碍。医学知识晦涩难懂，老年人难以理解，没有耐心参与科普等多方面的问题，导致老年人无法很好地全面掌握科普知识，但是他们恰恰正是幽门螺杆菌的易感人群。

4.3.4 基层科普的形式陈旧，没有创新性

《中华人民共和国科学技术普及法》将科普定义为"国家和社会普及科学技术知识、倡导科学方法、传播科学思想、弘扬科学精神的活动。"提升公民科学素质的根本途径就是开展科普工作。科普工作的重心在于基层科普，而我国基层科普占比很大的是县域科普，因此要提升公民科学素质，就要推进科普工作的开展，尤其是县域科普工作。在县域科普工作中，基层科普形式的陈旧，没有新鲜的、具有创新性的宣传方式阻碍着科普的

深一步发展，是当前的一大难点。[309] 关于幽门螺杆菌的知识针对性不强，导致科普知识缺乏吸引力。科普所传播的是杂乱无章、没有体系的知识，大多通过板报、发传单的形式在重大节日中开展。这导致了科普的形式过于单一。现有的培训手段也比较单一，大多采取经验讲授、印发学习材料、举办培训等简单单调的培训手段，缺乏双向交流，只是简单片面的介绍。人民群众对知识的需求各不相同，这决定了科普的内容和形式需要不断地更新和丰富，然而在日常生活中，固定的模式、不变的内容广泛存在于具体的实践中，不胜枚举。宣传科普疾病预防知识，提升自我健康管理意识，提高健康素养，引导民众树立"每个人是自己健康第一责任人"的理念，对于建设健康中国，实现人民群众对美好生活的向往，具有重要而独特的作用。[310] 因此，要从多个渠道拓宽宣传的方式，以创新、新颖的方式吸引基层人民，全面提高人民的科学健康素养，实现乡村振兴。

4.3.5　人民群众对健康意识的淡薄

习近平同志指出："科技创新、科学普及是实现创新发展的两翼，要把科学普及放在与科技创新同等重要的位置，没有全民科学素质普遍提高，就难以建立起宏大的高素质创新大军，难以实现科技成果快速转化。"科学素质既直接决定人民群众的思维和行为方式，又是实施创新驱动发展战略的重要基础，也是持续提高综合国力的必要条件。因此，国家要提高全体人民群众的健康生活标准并且重视科普的发展推进。[311]

在现实生活中，许多感染幽门螺杆菌的患者并没有症状，于是就忽视了对它的治疗。这种做法是非常错误的。尽管当下暂时还没有症状，但是100%的感染者都会在组织学层面上出现活动性胃炎。幽门螺杆菌感染者中，15%～20%的患者会患上消化性溃疡，约1%的幽门螺杆菌感染者会发生胃癌、MALT淋巴瘤，5%～10%的感染者会患有幽门螺杆菌相关的消化不良，以及许多胃外疾病，如增生性息肉、胃黏膜肥大、缺铁性贫血、免疫性血小板减少性紫癜、维生素 B_{12} 缺乏症等疾病。根据世界卫生组织（WHO）的指南，有充分证据表明，幽门螺杆菌是对人类最具胃癌致癌性的物质之一。同时，幽门螺杆菌也是世界卫生组织国际癌症研究机构致癌物清单中的 I 类致癌物。很多癌前疾病，包括萎缩性胃炎、肠上皮化生、异型增生甚至早期胃癌，都没有明显症状。我国 70% ～ 80% 胃癌患者发现时已经是中晚期，因在早期没有明显症状才被忽略。所以，如果感染幽门螺杆菌，一定要积极前往医院进行根除治疗和及时复查。

4.3.6　医学科普质量的参差不齐

基层科普工作应围绕科协为科技工作者服务、为提高全民族科学文化素质服务的根本任务，贯彻实施《全民科学素质行动计划纲要》，紧密结合"三农"实际，普及科学技术知识，弘扬科学精神，传播科学思想和科学方法，提高广大农民的科学文化素质，为建设社会主义新农村做出更大的贡献。[312] 随着当代新媒体的迅速发展，通过网络有多种方式可以进行医学科普，导致医学科普的传播门槛较低。许多社交平台上的科普知识视频呈不断增长的趋势，但其内容良莠不齐，其内容未加证实就已经被大量传播，繁杂的网络信息让人们难以区分真假科普，不仅增加了公众的辨识难度，还可能产生科普反效果，误导大众，使一些人趁机销售劣质的生物医药产品。正确地传播医学科普，能够推动人们的医学科学素养，增强人们对健康科普的互动性，对建设健康中国，实现人民群众对美好生活的向往，具有重要而独特的作用。而科学家则是科普较好的传播者，相关政府部门可以通过帮助科学家做选题、加工作品、让科学家成为"科普网红"，为社会带来正能量。随着国家对文化服务产业的支持，涌现了很多视频策划的专业人士，可以与这些专业人士共同策划科普视频的制作，推出具有时代特色的科普作品。在如今大环境下，不仅要求各平台严格管理对内容质量的审核把控，还要求各医疗机构保证其所发布的科普内容的准确性、可靠性。截至 2020 年底，73% 的用户曾在手机端看过医学科普类短视频或直播内容。这对于提高医学科普的覆盖率、渗透力，用科学正确的知识占领医学科普阵地具有重要的意义。需要人们利用全媒体科普增强其趣味性和广泛的传播性，更好地满足广大人民群众的科普需要。并且，相关部门应该建立相关的监管机制，将伪科普信息拒之门外；创建权威的科普信息发布网站，严格筛选标准，传播有利于公众日常生活的科普知识。在这方面，相关部门可以建立更多的科普信息传播网站，使公众在日常生活中学习实用的科普知识。

4.3.7　基层的生活和医疗条件有限

乡村是中国的根脉，是国家大厦的根基。2021 年中央一号文件指出："民族要复兴，乡村必振兴。"在基层医院，大多数患者来自农村，经济条件相对较差，加之住院成本过高，他们担心的是医疗费会加重家庭经济负担，对护理健康知识的了解少于疾病的医治，尽快药到病除就是对患者最大的帮助，这阻碍了护理健康教育在这些群体中的开展与实施。并且，基层医疗机构人员的年龄结构以青壮年为主，但相对应的高学历人才较少。人才队伍的发展以及建设程度相对落后。研究表明，影响基层医疗服务质量和需方满意度的因素与"医、护、技、药"专业人员的合理配置、医生的诊疗水平相关，常见的药物滥用现象也与专业医师的不足有直接的关系。因此，向基层医疗机构输入更多的专业医师是较为必要的，同时要为医师提供技能培训与继续教育的机会，以及优质的实践环境来提升医疗人员的专业技能。将医疗条件的持续发展作为基层健康科普发展的重要组成部分，充分认识提升医疗人员的专业素质和技能是不可缺少的一部分，基层医疗机构定期对从业人员进行技能培训以及专业学习，相关部门聘请专业人才到医院举办讲座。并且，社会对基层的财政投资力度相比城市较少，对基层多媒体设施、社区建设、场馆建设、优质人才的投入相对短缺，这造成了人们在接受科普活动的过程中，传播途径、场地活动、人才的短缺等方面都受到了限制 [310]。

4.4　基层科普幽门螺杆菌防治知识的思路

4.4.1　社区进行板报、横幅、传单宣传

20 世纪下半叶之前的科技传播与普及是以"科学"为中心，强调向公众普及更多的科学知识，20 世纪下半叶之后的科技传播与普及越来越转向

以"公众"为中心。科普多样化是时代发展的必然，科普的内容、方法、手段、载体都需要多样化，针对不同人群采用不同的形式、丰富的科普活动内容和现代化手段开展科普教育，以多样化的科普服务多样化的科普对象是发展的趋势[310]。在坚持和完善实践中形成的行之有效的科普活动形式的同时，要不断改进科普工作的方法，针对不同层次、不同背景群体的特点，采用[310]不同的方法进行不同内容的科普教育。重点加强对大型、有影响力科普活动的统筹策划和组织实施，强化宣传效果，扩大社会覆盖面和社会影响力。进一步繁荣科普创作，促进科普作品传播，组织和动员科学家、作家撰写科普作品，使科普作品深入浅出、贴近时代、贴近生活、贴近群众。在现代科学普及阶段，受众已经由被动变为主动，所以将科普理解成单纯的知识灌输是不正确的。科普宣传工作较为传统和常见的方式就是通过板报、横幅、传单等进行线下宣传，充分发挥线下宣传的优势，普及各个阶层的群众。人们在科普宣传工作中不仅要向大众传递有关的健康知识，还要树立人民大众健康生活的意识。例如，在乡镇集市、村委会、居委会等闹市区或者人员聚集区，通常会制作好图文兼具的有关幽门螺杆菌防治的科普宣传板报，这种形式在基层十分普遍，而且宣传持续时间长。横幅、传单等宣传方式一般被应用于重大节日的时候，其覆盖的人群广泛，可以达到防治幽门螺杆菌科普宣传的目的。通过社会各方面的大力宣传，提高公民防治幽门螺杆菌的意识，养成良好的卫生习惯，从根源上减少口口传播的风险，有效降低幽门螺杆菌的传播，是防治的最佳途径。

4.4.2　融媒体的多平台创新宣传

注重社会团体、媒体和企业的作用，创造有利于社会全面发展科普的环境，促进社会资源和社会环境的融合，鼓舞社会各阶层参与科普工作共同承担科普责任[311]。微信、微博、抖音等新媒体正以其鲜明的技术优势在大众中收获较大的传播性和影响力度，在科普信息传递、受众意见反馈、科普工作效率与效果提升方面发挥重要的作用。随着互联网的快速发展，公众对基于互联网的科普活动的需求也越来越多，整体需求呈现出多样化和个性化。因此，依靠已有的新媒体资源，拓展媒体渠道，构建主流媒体、自媒体、公众号为一体的传播矩阵。在媒体拓展时，建立日常化、规范化的媒体协作交流机制。此外，充分利用今日头条、微信和微博、抖音和知名科学公众号等多媒体形式，进一步扩大科普在年轻人中的影响力。

科普工作"最后一公里"就是让居民真正享受到自己所需要的科普实惠。科普难，难在基层。作为公共服务，科普的服务链要重视末端、重视细节、重视衔接、重视公共、重视公众满意度。而科普工作较薄弱的环节就是"最后一公里"的问题。科普信息化是针对这一薄弱环节的解决方案之一，即通过科普信息化实现科普工作转型升级，逐步实现科普内容的精细分类和精准推送。因此，要准确把握居民的科普需求，有针对性地进行供给。这里的针对性供给包括两方面：一是传播渠道便捷通达，方便获取；二是受众有获取科普知识的需求和习惯。对于城镇居民来说，互联网、移动互联网、移动智能终端的普及已经让传播渠道相对丰富，科普知识获取也相对便捷。但是对于经济不发达地区的乡村居民来说，通过这个渠道获取科普知识受到限制。通常这个群体还是通过电视、广播、报纸等传统的大众媒体获取科普知识。所以，在信息技术高速发展的背景下，科普信息化要注重多种模式共同推广，进一步拓宽受众的渠道和扩大受众的覆盖面。科普知识传播过程中，受众是信息的最终接收方，受众对科普信息的需求与无障碍理解是科普知识最终被接收的重要方面。如何挖掘受众对科普知识的内在需要，让受众对科普知识产生强烈需求，引导受众养成关注科普知识的习惯并且具备科普知识的能力，都是对解决科普工作"最后一公里"的重要保障。当前，人们所说的融媒体形态可以从新媒体和传统媒体两个方面去考量。各地基层科普可以充分采用"融媒体"策略，采用信息化立体传播手段，通过线上线下循环互动的方式，提高科普活动在时空上的广度和深度，增强受众对科普活动的黏度。同时，需要联合多个媒体平台的力量，借助纸质媒体、网络媒体、电视媒体等多种不同的平台，建立资源互通、用户共享、流量互导的共赢机制，形成科学传播从"单兵作战"到"矩阵传播"的转变。充分发挥互联网的优势，推进科普的优化发展。

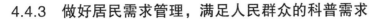

4.4.3 做好居民需求管理，满足人民群众的科普需求

科学普及是一个全民参与、学习互动、立体直观的过程，科学普及只有适应社会发展、满足公众的需求，公众才会认可和参与。为提高县域科普的效果，未来的科普工作需实时关注社会热点问题，切实根据县域居民的需求改变而不断创新；充分发挥县科协与基层组织的作用和功能，做好组织运行机制的顶层设计；加强对科普工作的重视以及加大对人、财、物的整合与投入力度，利用信息化手段提升科普工作的精准性和针对性；采用互动性、趣味性强的科普方式来引导县域居民主动学习科学知识，实现科普的精准化传播，提高县域居民的科普认知度、兴趣度与参与度。基层科普工作是科普工作中较具生命力、较富创造力、较有影响力的一部分，是科协组织长期以来形成的有效工作格局，也是科协组织的工作优势所在，它直接关系到科普工作的整体水平、质量和成效。当前，基层科普投入大量资源而收获并未达到理想水平的重要原因之一就是需求匹配不够精准，在广泛地布置宣传板、举办科普活动的"点对面"策略之外还应该进行部分"点对点"的科普，组建不同类型的科普志愿者下到基层根据不同人群的需求进行相应的科普，或者在不同的地区设置不同类型的科普基站，调集对应的资源，采取相应的科普方式 [312]。长期以来，以普及科学知识、倡导科学方法、传播科学思想、弘扬科学精神为内涵的中国科普，在全社会坚持开展的以"进农村、进企业、进军营、进社区、进家庭"的社会科普，贴近生活、贴近大众，在社会主义建设中做出了重大的贡献。面对新时期、新任务、新目标，人们应与时俱进，开拓创新，更好地适应社会发展对科普的新需要，在经济建设和社会的各个层面发挥科普的更大作用。

4.4.4 加强科普人才队伍建设、完善人才培养机制

1. 提高科普人才的工作待遇

医疗人员是医学科普的主要人员。医学工作人员要肩负起医疗服务和医学科普"两手抓"的重任，增强科普责任感和使命感，积极发挥自身优势，参与和支持科普事业，自觉承担科普责任。因此，要优化科普发展的环境，为相关科普人员铺路，增强其对科普工作的热情和满足感。许多医务人员

缺乏精力和热情开展科普活动，因此人们要建立完善的医学科普机制，充分调动社会各界尤其是医疗工作者参与医学科普的热情，释放出医疗工作者参与医学科普的更大势能。对于科普行业的工作人员来说，职称和职务直接关系到收入、晋升等切身利益。在挂职干部选用政策上向科普工作者倾斜，让更多科普干部可以通过挂职得到锻炼、职级晋升得到帮助，充分激发他们工作的积极性和创造性。另外，职称是社会对职业技术水平的认可，职称与职业道路和社会认同感密切相关。虽然一些科普人员可以申请其他专业的职称，但存在许多的问题，比如晋升途径不顺、岗位设置不合理等。如何吸引和留住优秀的科普人才，是目前科普工作的难点。因此，要完善科普人员职称评价制度。比如，对在科普工作中做出突出贡献的组织和个人按照国家有关规定给予表彰，完善科普工作者评价体系，在表彰奖励、人才计划实施中予以体现和支持，鼓励把科普工作成效作为职称评聘、业绩考核的参考等。建立科普人才分类数据库，出台鼓励政策，大力支持科普人才前往企业机关挂职锻炼，充分考虑挂职干部的年龄、能力、专业特长并进行合理的工作分配，明确每个人的定位，充分赋予他们行政管理指挥权、处理问题决定权。将各级各类科普技能资格竞赛和人才荣誉奖励与考核相结合的制度纳入部门重点规划。通过打造科普工作室，加强科普兼职人才队伍建设，打造当地品牌项目，在地方产生更大的影响力，推动地方财政向科普创新创业项目倾斜。同时，把科普人才兼职政策纳入研究范围，不断把相关领域高素质人才放到合适的兼职岗位中去，完善科普志愿者制度，帮助科研机构设立流动岗位，吸引高端志愿者科普人才兼职，在开辟海外引才通道，就地培养高层次科普人才的基础上，引导高校、科研机构引进国际科普专家，进一步建立国际化人才培育基地，建立高端人才培育制度，并吸引一流专家和学科带头人入驻。

2. 科普内容与日常生活相结合

无论是社区科普展板还是农村科普大讲堂，通常是很久才更新一次。传播的科学知识往往已经没有时效性或者无法满足当下群众的需求，并且许多专业医学知识晦涩难懂，大众的基层知识水平对此无法深入认识。因此，要把传播的内容从原来的概念、学科类的知识转化为与公众的实际生活相结合的知识，使科普内容更加通俗易懂。例如，公众普遍关心的是健康和环境问题，更准确地说是影响自己生活的知识。并且，让科普融入日常的学校教学。教育者应树立科学的科普观，教师应注重培养学生敢于想象的思维习惯，鼓励学生勇于思考和表达以此打牢思想基础，定期组织科普教育专题讲座，引导学生办好科普期刊，组织学生收集科普信息，分享科普知识。因此，人们要在传播科普知识之前，了解清楚群众最需要的知识，让基层科普更具针对性。将专业性的医学知识与日常中的卫生习惯相结合，从实际出发，用行动来宣扬科普带来的良好影响。充分调动公民参与的积极性，提高公民科普意识，把科普和群众实际相结合，让群众自发地参与科普工作、科普活动，让公众在提高自身素质的同时，取得一些实际效益。

3. 加强对科研人才的要求，完善管理体制

没有全民科学素质普遍提高，就难以建立起高素质创新大军，难以实现科技成果快速转化。例如，对科普人员进行专业培训，形成良好的业务学习氛围，逐步向专业团队靠拢。对科普人员定期进行考核，赋予相应分值，通过打分确定等级，同时收取考核表留档保存，方便后期查阅，以确保考核结果的公开、公平、客观，促进志愿者队伍的可持续化发展。在科普人才的队伍中营造积极良好的氛围，每年举办优秀科普人士颁奖典礼，对优秀科普人才进行表彰，让科普人才拥有满满的荣誉感。制定通用的人才招募、录用、管理、考评制度，搭建便于让公民体验社会奉献服务、培养社会责任意识、提高社会服务效果的科普人才通用管理平台。构建科普人才"流程化、系统化、自治化、标准化、系列化"的"五化"管理体制，科普活动常态化，让基层科普内涵永葆鲜活。定期对科普人员进行考核培训，形成良好的学习氛围，逐渐向专业团队靠拢。

5 基层科普幽门螺杆菌防治知识的措施

5.1 应用融媒体的现代化科普

习近平总书记指出："科技创新、科学普及是实现创新发展的两翼，要把科学普及放在与科技创新同等重要的位置"[314]，党的十九大提出了"弘扬科学精神，普及科学知识"[315]的要求，党的二十大再次提出"科技强国、人才强国"[316]这一系列重要指示精神是全面建设社会主义现代化国家新征程中，我国科普工作高质量发展的根本遵循。随着科学技术的不断进步，不管是在人们的生活还是生产中，各类信息主要通过网站、微博、微信及各类视频号等各种新媒体形式来传播，而"大科普"时代也已经到来。科普即科学普及，是指以深入浅出、通俗易懂的方式，向大众介绍自然科学和社会科学知识的一种活动，向他们提供专业权威、真实有效、广博精深的优质内容，是科普传播的主要任务。这些新兴媒体的现代化传播形式具有直观性，将信息以图片、声音和视频等更丰富的形式传递给他们，且能够融入群众的日常生活中，得到更多关注的同时更贴近群众，让群众在享受科普信息服务时有更多的获得感、幸福感、安全感，而其便捷性更是新媒体的优势所在，符合新时代科普受众的阅读习惯，他们可以利用零碎时间，随时随地观看、了解和阅读，且信息容量大、更新速度快。在融合各种新媒体的环境下，科普传播工作模式得到了一定程度的优化，其传播实效也得到了提升。所以，为了构建强有力的科普团队和开展精准科普工作，科普人员应该跟紧时代的步伐，利用好融媒体现代化技术，将新兴媒体的发展和科普事业的现代化关联起来，切实发挥出互联网技术的应用价值，提高科普知识的宣传力度，对各种科学知识进行深入分析与处理，实现权威专家和广大网友的直接联系，达到精准科普的效果。

5.1.1 现代化科普的精神内涵

科技的持续进步不仅改变了人们的日常生活方式，还使人们的思维意识出现了相应的变化。从科普工作方面进行分析，科普观念深入人心，尤其是在当前的融媒体时代背景下，大量科普平台的构建，表面看上去科普工作主要对多样化的科学内容进行传播，但是真正的内容不只是如此，更多的是希望社会群众培养良好的科学意识。首先，对于医学知识的科普，单纯用晦涩难懂的文字和语言来表达是枯燥又无聊的，除了平台的扩展，信息传播的趣味性及精神内涵的传递也很重要，很多科普内容容易陷入专业化，对普通百姓而言，太专业的医学科普往往很难被理解，不够生动形象，影响读者的兴趣，从而导致科普内容后续传播效率和科普效果降低，更别说科学意识的形成。因此，借助众多现代化的媒体工具，如视频剪辑、动漫制作、直播互动等，通过加强科普统计调查、监测评估工作，及时获取新时期的热点了解民众的兴趣爱好和需求，进而用一些新颖的表现形式和通俗易懂的语言来开展科普活动和网络互动，以此吸引群众的注意力，激发其主动性，才能让他们有兴趣进一步了解其内容和提出问题，并有效地进行各项疑难知识的解答。其次，在科普工作进行当中，要想实现精准科普效果，既要注重科学知识和技术的推广工作，又要弘扬科学精神，抛开富含趣味性的科普方式，传播者还要有将严谨认真的科学精神应用于受众生活的意识，将其中隐藏的科学真理传播给群众，希望群众能够进行理解，在长期的探索当中，逐渐感受到科学的魅力。

5.1.2 现代化科普发挥融媒体平台的优势

1. 科普内容和形式的多元化

科普传播必须满足时代发展要求，顺应知识传播的潮流，把握新媒体时代特性，充分借鉴并融合互联网媒介功能，能够使科普屹立于新媒体时代，引领新的潮流。作为转型升级的成功代表，新媒体打造的科普平台，以"大家帮助大家"为核心理念，通过网络互连搭建"全民互助平台"，为百姓提出的难题寻找权威解答和实用办法。打造全媒体传播矩阵，实现网络端多平台互动，将健康科普、生活服务推向融媒体，是当下生活科普创新的发展方向。整体而言，现代化科普实现了内容、形式与传播平台三个维度的创新升级，其中内容是本体与核心，形式则关乎呈现形态及科普人员与受众的互动性关系，而传播平台直接影响科普价值的实现。比如，对一些生活科普类节目而言[317]，能否通过节日帮助受众解决生活难题，消除生活疑虑，传播科学知识与方法，是评价节目成功的关键，要实现这一点就需要依托以上三个维度的探索。融媒体作为现代化科普的主要载体，其多元化主要体现在内容和形式的多样性。

科普内容是科普传播的重点，科普内容是否正确，是否吸引人，对科普传播效果有重要的影响[318]，而内容多元化表现在科普不再局限于类似《十万个为什么》中的内容，而是具有更广阔的容纳度和更前沿的敏感度，结合生活和新的研究成果，更能引发民众的思考与共鸣。传统科普的形式以"宣讲"为主，默认由专家向群众普及，而"新内容"的出现则让受众不再被动接受，而是可以通过留言、评论等方式发表意见，这使得科普不再自上而下，而是平等地交流，而且新媒体在信息存储、引用和传输上，有着无与伦比的优越性，人们可以通过搜索引擎自由选择需要的信息内容，这使得科普传播的效率更高。其内容呈现的形式多元化则表现在现代科普可以实现多渠道载体同步应用，采取更多、更丰富有趣的方式推介科学知识。在不同的平台上，科普传播呈现不同形态，如动漫、短视频、网络直播、电影或时事评论、科学趣闻、专家辩论、线上课程与互动等。其中，很多利用"短视频＋科普"的传播方式，让科普知识"动"起来，采用直观、浅显易懂的传播方式可以让受众感受到科学的魅力，能让受众在对内容感兴趣的同时，更容易理解科普内容。这种多渠道载体同步应用的传播方式更是使科普内容融合了听觉、视觉和触觉等多种体验，为广大受众提供了良好的体验，且能够使科普传播的覆盖面不断扩大。当前，人们对科普知识的需求逐渐提升，相关机构采用多种渠道载体来传播科普知识，符合我国文化传播的要求，也符合融媒体时代的发展要求。此外，科普作品创作者和受众也逐渐多元化，以往我国科普从业人员比较固定，研究一线人员和科学家反而较少进行科普，现在越来越多的研究者和科学家已经开始在科普领域发出自己的声音，一些研究院所也创办了自己的公众号，让一线科技工作者真正参与到科普事业中来。而我国早期科普读物的对象是中小学生以及广大农民等，新科普的受众则大大拓展，如白领、大学生、企业管理者、人文学者等，与传统科普相比，"互联网＋科普"正以更快的速度普惠更广泛的人群。新媒体平台使科普活动的开展实现了多样化，为构建传播者—媒介—受众三维互动的科普传播新模式[319]贡献了力量，新模式具有多元的、交叉的、互动的、"去中心化"的特点，更好地满足受众对科普信息的需求，将科普传播的效果提升至新高度。

2. 知识的专业化和高端化

科普传播过程实际是向大众传递知识的过程，向大众提供专业权威、真实有效、广博精深的优质内容，是其主要任务。在科普传播形式上，相关机构要注重内容的专业化，因为专业化的学科知识更容易得到受众的支持，现阶段的科普传播应真正满足受众的需要，与广大受众互动。科普作品创作者扎根自身的领域，依托专业背景，创作具备专业水平的科普作品，在专业范围内对时事热点进行分析，以弘扬科学精神和提高公民素质为目标。以科普短视频为例，在其制作理念上应体现科学性和严谨性，由专业研究团队制作推出的科普短视频更容易获得广泛关注，好的品牌或团队也会强化科普传播的认知度。在科普传播过程中，品牌不仅具有权威性，能体现科普传播的科学性，还具有说服力和公信力，制作的科普短视频更具准确性，为受众提供了更加权威精准的内容。因此，科普机构或团队应推陈出新，可以尝试打造科普品牌，提高自身的知名度和社会影响力。对于医学健康科普而言，权威资源汇聚是生活科普活动的关键，也是彰显其品质的重要一环，围绕医学、健康类话题与国家卫生健康委联合，汇集知名医生为公众答疑解惑，通过专家解读、实验验证、真相还原等呈现形式，为公众揭露谣言、传播科学思想、普及科学知识与方法。科普传播既需要一般意义上的专业知识普及，又需要传播一些高端的科普知识。在传统媒体时代，科普知识通过纸媒传播简易信息来体现其价值，科普内容平平无奇，但是在融媒体时代，科普知识的传播向高端化发展且更要具备权威性和公信力，广大受众希望了解一些不常见的高端知识内容。科普传播运用融媒体打破时间和空间的限制，实现科普信息的流动，科普传播领域中有些受众转变为科普内容的生产者，由此诞生了众多新的传播主体。在广阔的网络空间内，科普知识更丰富，一些机构和专业的学者能够为受众提供

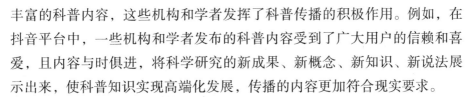

丰富的科普内容，这些机构和学者发挥了科普传播的积极作用。例如，在抖音平台中，一些机构和学者发布的科普内容受到了广大用户的信赖和喜爱，且内容与时俱进，将科学研究的新成果、新概念、新知识、新说法展示出来，使科普知识实现高端化发展，传播的内容更加符合现实要求。

3. 展示科普传播的价值

科普是推进社会现代化的战略，它是弘扬科学文化的重要措施，是传递、丰富科学文化的重要方法，也是文化建设的"砖石"。科普及其质量事关当下社会发展，高质量的科普具有科学价值和人文价值，关乎国人长期福祉，社会发展与科普品质有一荣俱荣的关系。科普的价值涵盖了方方面面，从个人到社会到国家，乃至整个世界，人们的衣食住行、生活方式、价值观、人生观等，都与科普有着千丝万缕的联系。随着我国科普事业的发展，影响科普传播效果的因素越来越多，在科普领域蕴藏较大价值的影响下，科普活动的开展应符合行业发展形势。新媒体科普以科学内容为主，具有科学内核的文本在娱乐化的互联网环境下，把握好科学和娱乐的界限，注重内容的科学性和价值的引导，且特别强调用户思维[320]，讲究遵从用户的思想，面向大众，坚持以受众为中心，满足他们对科普的需求，科普内容贴近受众的实际生活，拉近与受众的距离，根据受众的习惯与喜好来确定科普创作核心。在融媒体时代，只有关注用户的需要，才能够从根本上扩大科普知识在新媒体平台上的传播范围和影响力，体现科普传播的价值。而类似于科普短视频的载体激发了广大受众的兴趣，开阔了他们的视野，提高了他们的参与度，发挥了科普工作的积极效用。只有从个人角度出发，以个人发展带动群体发展，才能让整个社会发展起来。由此可见，科普的价值重大，需要从上到下，全民参与并发挥实效才行。从医学范畴来说，预防医学、康复医学、医疗保健等知识和理念的普及，需要大家积极主动参与，共同完成以全民健康为基础的"大健康"目标。融媒体的发展促使科普更好地发挥其作用和价值，与其他领域事业的发展一起共同促进现代化社会的发展和进步。

5.1.3　现代化科普的弊端与挑战

加强科普宣传工作，有助于增强社会科学氛围，有利于激发人民追求科学务实的精神，形成正确的价值观。随着时代的发展，科普信息的创造、传播、扩散、应用从未像今天这样以如此的规模和速度发展，并使得科技创新发展和国民科学素质提升变得前所未有的重要。科普宣传和时代发展是相辅相成的，时代的进步为科普宣传奠定了基础，科普宣传为时代的进步进行了推动，科技知识的传播不仅有助于科学自身的发展和科学知识转化为生产力，还有助于全体社会成员科学意识的提高。然而，凡事都有两面性，在融媒体时代下的现代化科普也存在弊端[321]，融媒体的产生为科普宣传提供了多样化渠道，现在人们打开手机便能获得源源不断的科普信息，而在大量信息的冲击下，科普信息的品质良莠不齐，变得难以筛选、真假混杂，监控不当就容易出现"漏网之鱼"。新媒体的门槛低、运营成本低、监管难导致科普信息泛滥，不少民众轻信一些所谓的科普信息，网络传播速度之快，造成不少危害。网络上现有的"健康知识"在专业性、权威性和持续性等方面也并不能满足民众的需求，甚至有一些"健康谣言"误导百姓的疾病防治。因此，在新时代的宣传科普工作中信息科学传播内容的准确性和科学性有待提高，受众对于真伪科普信息甄别能力和新媒体传播平台对于科学传播信息的审核有待加强，减少虚假信息的散播，保证医学科普权威性。此外，受众的需求变化影响着传播的效果，个性化需求显著，若不适时把握受众的需求变化，则难以达到传播的预期效果。网络上的科普内容和主题也相对分散，难以形成系统、全面、有规律的科普知识体系，这将使读者获取的健康知识具有局限性和不全面性，这些均是目前现代化科普需要面临的一部分问题与挑战。

融媒体时代为医学科普既带来了前所未有的机遇，也提出了更高的要求，要想更好地发展科普事业则需要人们迎难而上，不断突破挑战。面对现阶段现代化科普的弊端，人们除了要充分发挥科普主体的能动性，顺应融媒体背景下科普传播的新特点，探索新的科普传播形式，实现科普的可视化、动态化，增强科普作品的吸引力，还要积极采用先进的信息处理技术，适应大众差异化的科普需求，实现科普内容精准推送，有效普及科学知识、

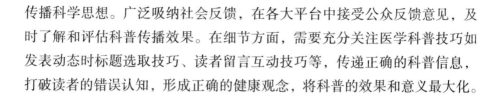

传播科学思想。广泛吸纳社会反馈，在各大平台中接受公众反馈意见，及时了解和评估科普传播效果。在细节方面，需要充分关注医学科普技巧如发表动态时标题选取技巧、读者留言互动技巧等，传递正确的科普信息，打破读者的错误认知，形成正确的健康观念，将科普的效果和意义最大化。

5.1.4　应用融媒体的"桂无幽"科普团队

社会在进步，生命周期健康管理的理念也在推行，健康领域的发展逐渐从以"治病"为主向以"防病"为主的转变，促进健康管理理念的形成，做强医学科普，是未来健康管理发展的态势。伴随时代的发展，生活水平的提高和生活方式的多样化使幽门螺杆菌的传播和感染率剧增，加上药物的不合理使用导致其耐药率不断提高。为提高现代居民的生活质量，幽门螺杆菌的防治措施显得格外重要，而医学科普起着重要的桥梁作用，将以"疾病"为中心向以"健康"为中心发展，为提高生活和生命的质量，将医疗新技术和医学研究成果通俗化，需要更多的科普团队为全方位、全周期保障人民生命健康和"健康中国"的建设贡献力量。

鉴于此，"桂无幽"团队成员不仅从事幽门螺杆菌耐药方面的研究，还在科普方面，努力培养科普传播人才，提高科技传播工作者的职业素质，充分利用融媒体进行现代化科普，引用"云科普"概念，通过对"一网一APP一视频两微六号"进行管理和科普知识的传播，充分利用"全媒体"环境，扩大医学科普触达范围，向广大群众宣传幽门螺杆菌的相关知识，为幽门螺杆菌感染的预防和治疗出一分力。其中，"一网"是指"桂无幽"团队的官方网站（http://jcxy.ymun.edu.cn/ymlgjfzyjsys/sy.htm），可以通过此平台了解团队的基本资料、科普活动的开展情况等信息；"一APP"是指具有更多功能且能综合科学新闻、科学知识和实时发布最新科研成果等科普科技信息的软件，让群众更灵活地应用此平台互相交流、一起学习基本常识、解决相关的健康问题；"一视频"是指主要以视频拍摄与制作为主要宣传形式，借助"两微"（微信和微博）和"六号"（QQ号、网易新闻号、抖音号、搜狐新闻号、今日头条号、哔哩哔哩号）发布相关动态，让包括老年人、中年人、青少年在内的各类受众群体接触科普信息，以此实现更精准、更广泛的科普。

另外，要想将科学知识和科学思想带到千家万户，既要会应用融媒体，也要将融媒体这个平台进行宣传普及，不仅在网络上活跃，还要在一些发展较落后的地区做好宣传工作，加强科普服务能力建设。科普工作强调为人民服务，坚持面向基层，多方位、多领域、多终端、多样化服务群众、服务社会，而深化基层科普行动计划需要社会、政府和人们共同努力，着力优化科普资源的配置，利用好这些工具，让科普事业发展成果惠及全体人民，让群众享受到数字化、信息化时代的快捷、便利，提高人民健康水平的同时促进社会和国家经济与文化水平的发展。立足新发展阶段，面对新要求，虽然以传播科学知识为主的科学普及工作是推动人类进步的重要内容和应有之义，但是仅有此是不够的。随着人们生活水平的逐渐提高，公众通过科普获取的内容开始转变，由单纯的知识层面朝着更丰富的精神价值层面发展，我国科学普及目标、内容、内涵也随之逐渐丰富，在中国共产党的领导下，我国科普事业必将不断发展壮大，创造更多成就，不断开创中国式现代化新道路。

5.2 应用展教品的传统式科普

科普传播建设是一项基础性比较突出的工作，不仅能有效提高民众科学素养，还是国家软实力中不可缺少的组成部分。基于现代化发展背景下，融媒体时代的到来，新兴媒体对科普事业的影响越来越大，新媒体用户数量的大幅增加，多种多样的现代化科普形式不断出现，一些过去的传统科普形式逐渐被取代或改进，这无疑是对纸媒、期刊等传统企业的一大打击，使其遭到了前所未有的威胁。展教是一种以某一特定主题为基础进行的一系列教育活动，也是传统科普活动的一部分，对于科普事业的发展，传统式科普不应该被"一网打尽"，而应该是"取其精华，弃其糟粕"，如板报、手册、周边、展览等随处可见的科普物品不应该被淘汰，而是在跟紧时代步伐、满足大众的需求的前提下进行"加工"改进，从创新的角度出发，将传统式科普发展起来，做到真正意义上的科学普及与传播。国家的快速发展带动了很多现代化产业的发展，手机、电脑等电子产品层出不穷，但从我国现状来看，仍存在一些较基层的地区，由于文化水平或经济条件有限，部分群众无法应用现代化渠道获取信息，更别说科学知识的普及，因此对于这部分人来说，他们仍需要传统科普形式的带动。以报纸为例的传统信息传播媒介[322]，其受众面更广，但是像网站、APP 等新媒体载体却没有如此广泛的受众群体，而科技普及工作很重要的一部分受众是非知识型的群众，对于基层群众的科学指导仍是我国科普工作的重中之重，所以这些传统载体从以前到现在都起着重要作用。此外，不管是在村镇还是在城市，传统科普在营造科学文化氛围方面的作用是毋庸置疑的。虽然在现代化科普的竞争下，传统科普的路已经越走越窄，但人们需要尽可能地将科普资源得到最大化利用，使用科普物品向大众普及科学知识、弘扬科学精神、传播科学思想，将普普通通的日常物品融入科学性、普及性、知识性、艺术性和趣味性，紧紧围绕当前社会热点和科普工作的实际开展，让科普走进生活，达到提高公民科学素质的目的。

5.2.1 传统式科普的转型

随着社会经济与科技的不断进步，科普展教活动逐渐变得冷门，需要对其进行全面探索与创新，有效拓展展教资源、优化展教模式，为现代科普注入新活力。在以往传统的科普活动中，利用展教品主要是在教学区域进行，用于提高学生的科学素质建设，培养学生乐于探索、善于发现的习惯，目标人群主要是青少年或大学生。而在新时代的发展中可以在传统形式的基础上融入现代技术，将展教品与当前的互联网技术结合起来，转型后的展教方式可以通过 PPT 演示、视频展示、作品展览等形式，甚至可以加入与受众者的操作互动，将客观的、理性的科学知识融入各种感性的表达与传播的方式，将科学知识还原为最前线的生活原理，贴近生活、贴近群众，让科学知识的普及成为日常，且受众面不仅仅局限于学校的受教育者，而是广大群众。展教方式的多样化使科学知识传播的参与者既可以是科普工作者，也可以是社会群众，如展教品可以作为比赛作品，不仅激发了大众的好奇心和创造力，还能通过互相交流共享科学知识。由此可见，丰富的展教活动和展教品对增强参与者或参观者某一特定主题的理解与认识具有重要意义，有利于培养科学、文明、健康的生活方式。

5.2.2 在"科普下乡"中应用的传统式科普

用科普赋能中国式现代化，既是实施科教兴国战略和可持续发展战略、推动经济发展和社会进步的需求，也是提高公民科学文化素质、实现人民群众精神生活共同富裕的应有之义，但是现代化道路不应是完全摒弃传统的道路，人们应该立足当今世界百年未有之大变局，在实现中华民族伟大复兴、建设社会主义现代化强国的新征程上，在传统事业上用创新谋发展，并经过实践的检验。"桂无幽"团队以习近平新时代中国特色社会主义思想为指导，不断丰富科普活动的内容和形式，增加高质量科普资源供给，着力开展重点人群科学素质提升行动，把增进人民福祉、促进人的全面发展作为推动科普事业创新发展的出发点和落脚点，深入贯彻以人民为中心的发展思想，了解公众获取科学技术信息和参与科普活动情况，把握新时代科普工作需求，提升科普工作实效，并帮助民众将科学知识与技术运用到生活中、工作中，发挥科普的效能，共同构建全社会参与的宣传工作格局，建立和完善适应社会发展的健康工作体系。

人们秉承"科普下乡"的理念，在下乡的宣传活动中，应用大家喜闻乐见的传统科普形式进行基层科普，调动广大群众参与科普活动的积极性，设计海报、手册及含有科普知识的生活用品（如扇子），并向村民发放，制作横幅、给村民授课、带孩子制作相关的手工作品、将医学知识从专业难懂的内容转变为有趣易懂的科学表演和提问互动等，让乡村基层地区的人们也能感受到科学技术的氛围，培养了村民动手动脑能力。随处可见的科普物品可引导人们树立健康、正确的生活方式和疾病防治理念，形成寻求权威健康知识的习惯。加强有效医学科普，一方面推动各种疾病的预防，另一方面帮助改善疾病的康复。由此可见，科学普及是将专业人士在科技创新活动中获得的科学知识、科学思想和科学精神以通俗易懂的方式向社会大众传播，它也是一种教育活动，且本质上是一种社会教育[323]。传统的医学科普便是一种健康教育，其核心是让人们树立健康意识、促使人们改变不健康的生活方式，以降低或消除影响健康的因素。对于乡村居民来说，"不容易看懂"和"缺乏吸引力"更是他们无法接收科普知识的主要原因，大多数基层群众文化程度较低，对健康教育知识的理解和接受能力较差，加上一些老人和孩子不会使用电子产品或利用网络学习健康知识，也很少有人注重平时的不良生活习惯或者感染后不重视病情，对身体健康造成一定程度的损害。人们通过一些简单又不乏新颖性的展教活动，不但能帮助他们了解哪些行为是影响健康的，而且能给他们留下深刻印象，从而自觉地选择有益于健康的生活方式，实现个人和群体的健康，这种方式不会像网络一样脱离他们的日常生活。除了通俗易懂，科普传播需要专业性，受众希望能够通过人们传播的内容来提高认知水平，积累知识，并能够解决生活中的一些健康问题，因此在传统科普形式的转型过程中，也不要忘记科学知识的准确性和权威性。俗话说："专家一句话，百姓记住一辈子"，可见专业人士对普通民众的影响之大，但是如果要长久得到大众的信赖，就必须保证"说话"内容的真实性、科学性和实用性，让科普工作得到大众支持的同时，营造讲科学、爱科学、学科学、用科学的良好氛围，为科普事业和乡村振兴工作添砖加瓦，为全国文明城市创建工作奠定基础。

5.2.3　传统与现代的结合是社会发展的必然趋势

任何事业的发展都是不断创新的过程，江泽民指出："创新是一个民族进步的灵魂，是国家兴旺发达的不竭动力。"科普活动是国家和社会普及科学技术知识、弘扬科学精神、传播科学思想、倡导科学方法的活动，是实现创新发展的重要基础性工作，具有鲜明的时代特征，现代化的科普亦是需要不断创新的。要立足新时代、新要求，发展高质量的科普，更好地服务党和国家中心工作，对中国式现代化道路的主动探索和开拓实践是必然的。从平台优势来看，只是通过书籍、报纸、科普宣传册等传统媒体获取信息，会导致评论不能及时发表，疑问不能得到解答甚至没有途径反馈，而应用融媒体的科普打造了一个全新的平台和体系，人们既是受众也可以成为信息的发布者，在这一平台上能集思广益，且信息的发布和获取会更加及时，不像科普传播的最初阶段那样，受时间和地点的限制。比起传统科普，现代科普在新颖性方面也有很大优势，通过激发公众对科学的好奇心，帮助群众掌握科学知识、了解科学方法、形成科学思维，提高公众的科学文化素质。科学普及在全社会营造一种走近科学、鼓励创新的氛围，继而催生公众的创新意识和创新动力，提高公众的创新能力，推动科学技术的发展。随着经济和文化水平的发展，新媒体和网络的应用会越来越普及，传统形式的科普需要耗费大量时间和精力且不够便捷、不顺应时代发展规律，传统与现代的结合是社会发展的必然趋势。进行线上与线下的交互，各方资源的汇聚与整合，以及各式媒介端的互联互通，使科普不再拘泥于书籍、报刊等传统媒介，凝聚了庞大的受众群体，提升了公信力，更搭建了全民参与式的、开放性的节目生产平台、全民互助帮扶体系和服务公众生活的大科普平台。面临深刻的环境变化和技术变革，如何在融媒体时代占主导地位推动科普传播创新，促进科普功能不断完善，是目前我国科普传播工作亟待解决的问题。所以，人们需要统筹兼顾，推动科普传播方式的多元化发展，可以从传播主体、科普内容、传播媒介、传播形式和社会反馈等实施路径进行创新，将大量的资源加以整合，结合传统媒体和新媒体的发展，使资源得到最大化利用，发挥科普团队的作用。由此可见，增强科普能力是一场持久战，且离不开政府的引导和社会各界的共同努力。

5.3　应用表演秀的趣味性科普

表演秀作为一种创新的科普形式，越来越受到各团队的重视，具有很大的发展空间。表演秀强大的生命力在于它需要从小品、相声、舞剧、音乐剧、舞蹈、演唱等艺术形式中吸取丰富的营养，并以寓教于乐的、生动的方式传播科学观念和知识。表演秀以舞台剧的艺术形式诠释科学原理、科学思想和科学精神，内容新颖、形式活泼，集知识性、艺术性、娱乐性、社会性于一体，让观众在观看表演、跟随人物情节发展的过程中接受科学知识，感受科学精神，参与科学实验，以此激发观众对科学的兴趣。目前，表演秀越来越受到各科研团队的关注。趣味性表演秀通常会用幽默的语言、夸张的肢体动作等提升科普内容的趣味性和观赏性，表演形式有哑剧、音乐剧、歌舞剧、小品、手偶或木偶剧等各类舞台剧以及相声、双簧等，无一不增加了科普内容的趣味性，将科普内容更生动、形象地展现给观众，观众在观看的过程中身临其境，更易接受原本晦涩难懂的内容且更易记忆。

作为广西耐药微生物感染防治中心的成员，每个人都在积极宣传与科普科研团队主攻的内容——耐药微生物的感染与防治。目前，主要宣传与科普寄居在口腔、胃和十二指肠的一种螺旋状、革兰阴性菌即幽门螺杆菌的感染与防治。除设有"桂无幽"公众号、抖音、B站、微博等众多科普账号外，还多次外出下乡科普，进行了多次科学表演，形式多样，内容丰富，包括科普歌曲及顺口溜等，很大程度上加深了民众对耐药微生物感染的了解。

《情景剧1》

场景1：菜地、厨房

妈妈在菜地里劳作，突然电话声响起（背景乐），

在外地的姐姐打电话说要回来吃晚饭，

妈妈急忙择菜回家做饭，边摘边说是施农家肥的最新鲜的蔬菜，

因为赶时间，急忙冲洗了一下就赶紧炒菜，

此时音乐响起（暂停），

旁白（穿着白大褂）出来，举着"红色的 ×/禁"的牌子，并且解释该行为为粪口传播的常见方式之一，讲明它的危害，并且说明正确的预防方式。

场景2：客厅

敲门声响起（背景乐），

姐姐带着儿子（娃娃）回来，

妹妹抱着小外甥（娃娃），一边在客厅里举着小外甥，一边亲小外甥，

此时音乐响起（暂停），

旁白（穿着白大褂）出来，举着"红色的×/禁"的牌子，并且解释该行为为口口传播的常见方式之一，讲明它的危害。

随后妈妈端着菜上桌子，喊家人一起吃饭，

餐桌上，一家人坐在一起，

妈妈嚼碎了食物，喂给小孙子（娃娃）吃，

此时音乐响起（暂停），

旁白（穿着白大褂）出来，举着"红色的×/禁"的牌子，并且解释该行为为口口传播的常见方式之一，讲明它的危害。

妹妹含了好一会儿筷子，再夹菜给姐姐，

一家人也都互相夹菜，

此时音乐响起（暂停），

旁白（穿着白大褂）出来，举着"红色的×/禁"的牌子，并且解释该行为为口口传播的常见方式之一，讲明它的危害。

方案1：吃饭途中，妹妹突然觉得腹痛，妈妈说妹妹平时也老是这样，

于是姐姐提议带妹妹去医院检查一下。

方案2：吃完饭一家人在刷抖音，突然刷到了"桂无幽"公众号发的科普视频，

视频里面讲到了感染的症状，

然后妹妹对号入座，觉得自己也有一样的症状，

于是家人陪伴去医院筛查。

场景3：医院

医生询问症状（科普感染症状），

再由医生科普如何预防。

结尾：

《灭幽之歌》（改编自《百花香》）

餐桌上藏着你，

胃癌也因为你，

每两次的呼气就能让你现形，

勤洗手来用公筷，

口腔卫生做起来。

保护了你的胃，

全家乐开怀！

《无"幽"曲》（改编自广西特色歌曲《冬瓜西瓜哈密瓜》）

反酸嗳气和腹胀，

捍胃健康要马上，

公筷洗手爱卫生，

预防感染和传染。

《无"幽"曲》（改编自蜜雪冰城主题曲）

抗幽门、抗幽门，守护脾胃的健康，

爱卫生、爱洗手，再也不怕幽门了，

查幽门呀，吹口气，

抗幽门，吃四联，

当然中医也可以。

《情景剧2》

第一幕：幽门螺杆菌感染患者

场景1：家

患者从厕所出来，不洗手便去吃午餐，幽门螺杆菌一直在找机会感染患者。（此处需厕所大门当背景）

患者：好饿呀，好想吃个汉堡呀！

旁白：此时邪恶的幽门螺杆菌伺机而动。（插一个背景乐）

幽门螺杆菌：哈哈哈，上厕所没洗手吧，终于被我逮到啦！（尾随患者）

场景 2：患者吃汉堡，吃完的时候，幽门螺杆菌进入患者胃部，朝着患者的胃打了一拳。（插一个背景乐、视频）

第二幕：旁白自述

旁白：这就是饭前不洗手，感染幽门螺杆菌的一个案例，目前，幽门螺杆菌感染的情况十分严峻。

举起来第一个牌子：第一，感染率高，每 10 个人里就有 6 个可能感染。

举起来第二个牌子：第二，致病性广，感染后可能引起胃癌。

举起来第三个牌子：第三，认知度低，很多人都不知道幽门螺杆菌。

举起来第四个牌子：第四，耐药率高，容易反复发作治不好。

所以，我们感染了幽门螺杆菌之后应该这样做：

第三幕：患者就医

医生：您好，您是哪里不舒服。

患者：医生，我近半年老是上腹胀痛，反酸，最近口腔异味也很重。

医生：根据您的情况，初步考虑幽门螺杆菌感染，我给您做个吹气试验确诊一下好吗？

（患者检查完回到诊室）

患者：医生您看，我的检查报告单。

医生：根据检查报告显示，您感染了幽门螺杆菌，而且是强阳性。

患者：啊！那怎么办？

医生：您先坐，我给您介绍一下幽门螺杆菌，它是能存活于人胃中对人体有害的一种细菌，现在有约一半以上的人感染，有 10%～15% 感染者都会出现像您这样胃胀痛、腹胀、反酸、嗳气等胃炎症状，所以世界卫生组织和中华医学会都推荐感染者要根除治疗，如果不治疗，会有 1% 左右的概率发展为胃癌。

患者：那我应该怎样根除治疗呢？

医生：目前，中华医学会推荐"新四联"根除治疗方案，就是"一种质子泵抑制剂＋一种铋剂＋两种抗生素"，但如何选用两种抗生素，需要根据您的具体情况进行选择。

旁白：顺口溜—新四联疗法—药师提示如何合理选药。

药师：（合理选药顺口溜）

抗幽门，新四联，合理选药是第一，

抑胃酸，靠拉唑，奥美拉唑看个体，

护胃部，用铋剂，枸橼酸铋钾最利，

阿莫克拉疗效好，杀菌抗耐更容易，

甲硝左氧作用灵，耐药问题要考虑，

四环呋喃耐药低，不良反应要警惕。

医生：您以前吃过什么抗生素，有什么药物过敏吗？

患者：吃过阿莫西林，但是没有什么不舒服。

医生：好，根据您的情况，给您选择的是阿莫西林和克拉霉素这两种抗生素，同时服用奥美拉唑和枸橼酸铋钾。其中，奥美拉唑每次吃 1 粒，共 20 mg，枸橼酸铋钾每次服用 220 mg，两者都是吃饭前半小时服用。阿莫西林每次服用 1 g，克拉霉素每次服用 0.5 g，两者都是吃饭后服用。所有的药每天 2 次，持续服用 10 日。治疗过程中，可能会有一些不良反应。

旁白：顺口溜—医嘱—药师提示新四联疗法可能出现的不良反应。

药师：（新四联疗法可能出现的不良反应顺口溜）

过敏休克要注意，立即停药急就医，

恶心腹痛和腹泻，菌群失调不要急，

停药症状一身轻，严重可用益生菌，

大便发黑不成形，服用铋剂是原因，

正确应对副反应，规范用药更安心。

患者：好的，谢谢医生。

第四幕：（电话随访）8 天后，患者出现不良反应

医生：您好，我是您幽门螺杆菌治疗的主治医师，您最近感觉怎么样，有什么不舒服吗？

患者：医生，我反酸、胀痛这些症状都好多啦，就是最近大便颜色有点黑。

医生：嗯，这说明您的治疗是有效的，大便变黑是因为您吃的药物里有铋剂，停药后就可以恢复。

患者：那我还要继续吃药吗？

医生：要的，您要再继续吃2天，吃完这个疗程，争取一次性根除成功。如果这次根除失败，后面再治疗就难了。吃够疗程停药后1个月，记得来复查呀。

患者：好的，谢谢医生。

第五幕：患者吃药10天，再停药1个月后复查

患者（怀着喜悦的心情）递复查结果单。

患者：医生您看，这是我复查的结果。

医生：恭喜您，您已经根除成功。但是也要注意个人卫生，避免幽门螺杆菌的再次感染。

患者：好的，谢谢医生。

旁白：以上内容大家没有记住的话，下面请大家欣赏《"抗幽"用药之歌》，帮助大家记忆！

《抗"幽"用药之歌》（改编自《卡路里》）

用未消毒的餐具，鱼生凉菜难抗拒

饭前便后手未洗，都会感染幽门螺杆菌

如果感染不要紧，四联疗法来帮你

服药需注意，餐前餐后莫大意

pose，pose，一起根除幽门螺杆菌

pose，pose，

餐前抑酸和铋剂，餐后抗生别忘记

服药早晚各一次，坚持十天要牢记

不良反应莫大意，过敏休克急就医

努力，我要努力，我要根除幽门螺杆菌，

WOW，

根除幽门螺杆菌，幽门螺杆菌，根除幽门螺杆菌，幽门螺杆菌，

根除幽门螺杆菌，幽门螺杆菌，根除幽门螺杆菌，幽门螺杆菌，

幽门螺杆菌我的天敌，我要根除幽门螺杆菌，

发现幽门螺杆菌，主动与医生联系

恶心腹痛和腹泻，菌群失调不要急，

根除幽门螺杆菌，抗炎抑酸加铋剂，

大便发黑不成形，服用铋剂是原因，

消灭幽门螺杆菌，科学治疗才可以

正确应对副反应，规范用药更安心

拥有好身体，戒掉所有的陋习，

稍有不适来查体，不达目的不放弃

《抗"幽"用药之歌》（改编自《卡路里》）

是谁感染了幽门螺杆菌

口腔异味反酸呕吐上腹还疼痛

在那聚餐中你我餐具交叉用

稍不留神细菌定居你胃中

Yo Yo come on baby go

Yo Yo 这 这感觉就像

一团团火焰在胃里熊熊燃烧

转了念得想那些是非因果

时时的剧痛让我悔不当初

是谁上厕所忘记了洗手

漫漫长夜辗转反侧腹痛难入眠

在那茫茫人海中你我来共勉

和我一起预防幽门螺杆菌的感染

在你的饭桌要添上公筷

生冷的食物永远不能爱

口腔要护理餐具勤消毒

便后要洗手定期去体检

如果不注意感染幽门螺杆菌

引发溃疡胃炎胃癌泪水在漂泊

在那难熬病痛中四联来帮你

遵照医嘱服药让胃病早根治

服药过程中不良的反应

大便的发黑铋剂是原因

菌群的失调休克与过敏

战胜幽门螺杆菌我们定能赢

完整的科学表演不仅要有完整的故事线，还要有优秀的演员以及舞台效果等，给观众呈现相对好的舞台从而达到科普的目的，表演秀从构思、编排到现场演出，其细节及内涵主要有以下几个方面。

5.3.1 表演的构思和编排

科学表演创作包括构思、创意、选择题材、凝练主题、剧本创作、音乐舞美道具等设计制作、排练与演出等。表演秀要有好的表演体系，即完整的故事体系及明确的主题，然后便是舞台呈现，演员、道具等舞台效果。明确了主题与舞台效果后，紧接着便开始表演的排练及不断完善，努力为观众呈现一个更完美的舞台。

1. 主题是科学理念的凝练集合，题材是呈现科学理念的载体

主题是科学表演所要传达的核心思想，反映了创作者的观点，是科学表演的灵魂。主题是一系列科学理念的凝练集合，是创作者对于特定事物的本质认识，蕴含了科学的世界观、认识论和方法论等。

题材是指科学表演所利用的事件、现象等，它从生活或工作素材中提炼，具有一定的概括性且要有社会意义。题材是呈现科学理念的载体，要根据表达主题的需要来选择，还要利于人物塑造及情节设置，最好具有科学的要素。

提炼主题与选择题材应相辅相成，无所谓先后。主题不是简单的"是什么"，而是阐述创作者对事物的本质认识。对于大型科普剧而言，主题

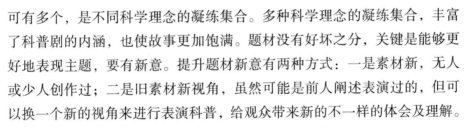

可有多个，是不同科学理念的凝练集合。多种科学理念的凝练集合，丰富了科普剧的内涵，也使故事更加饱满。题材没有好坏之分，关键是能够更好地表现主题，要有新意。提升题材新意有两种方式：一是素材新，无人或少人创作过；二是旧素材新视角，虽然可能是前人阐述表演过的，但可以换一个新的视角来进行表演科普，给观众带来新的不一样的体会及理解。

2. 创意基于科普经验，来源于对科学理念的深刻理解

创意无法也有法，"创意＝洞察＋联结"。洞察力就是从消费者的角度寻找商品本质性存在价值的能力。联结力是在洞察的基础上联结不同元素和内容的想象力。洞察决定了发现问题的视角，联结则决定了解决问题的方式。联结力相对容易训练，而洞察力在很大程度上取决于经验的累积与沉淀。科学表演是艺术也是科普，既要遵循艺术的基本规律，也要反映科普的要求。科学表演的创意取决于对科普的洞察力及联结力，这里洞察力更强调从观众和创作者双重角度把握科学表演本质性的价值，即主题所反映的科学理念与欣赏所得的一致性；联结力则要将主题阐释的科学理念与故事、角色、结构、情节、舞台、道具等有机整合为一体的能力。科学表演相对于艺术创作更具难度，其创意需要大量科普经验的积累以及对科学理念的深刻理解和把握。丰富的经验是创意的源泉，科学理念的融会贯通是创意的根本，因此厚积薄发和不断完善是科学表演创作必经之路。

当下科学表演深受广大科研工作者的喜爱，虽形式多样，但内容很容易出现雷同，为了避免观众出现审美疲劳，科学表演的内容及形式的创新不得不重视起来，通过对所科普内容的深刻理解，多维度分析其本质以及想要呈现的效果，从而不断推进科普的创新。

3. 故事是主题概念人文化的体现

科学表演不是纯粹的科学实验，因此最好通过故事传达主题、反映事件，即题材故事化，主题人文化。故事是主题概念人文化的体现。任何科技内容或科学理念，都具有人文属性，包括知识或原理产生的过程、科学精神与思想、科技史等，这些与科技工作者紧密相关的背景便是创作科学表演故事的"技巧"所在。科学表演故事不是实验的堆砌，而是主题通过

艺术文化的形式，以及与"人"有关的叙事表现出来的、带有科学教育性质、影响人思维的事件，是硬的科技内容与软的人文体现的交融。

主题人文化的主要途径有五方面：一是科学探索历程，这一过程蕴含了大量的精神、思想与科学理念。正如情景剧 2 中的患者通过与医生谈话，其逐渐了解到自身所感染的幽门螺杆菌出现的症状以及治疗方案等。二是科学或自然过程的生动表现。好比情景剧 1 中为了说明幽门螺杆菌的感染途径，生动形象地展示了妹妹亲小外甥以及妈妈嚼碎了食物喂小孩的场景。三是科学概念的形象诠释。两部情景剧中都有医生这一形象，其作为权威的代表，科学地为患者解释及科普，更具有价值。四是善用情感来表现科学精神与社会意义。情景剧 1 中展示了一家人其乐融融的画面，却侧面反映了幽门螺杆菌的感染途径，较具社会意义且引人深思，体现了使用公筷的重要性。五是着力刻画细节。情景剧 1 和 2 中都刻画了很多细节，情景剧 1 中妈妈未洗手便做饭、一家人互相夹菜等以及情景剧 2 中的主人公上完厕所未洗手便吃东西等细节，无一不瞬间引发观众共鸣，起到画龙点睛的作用，并促使观众联想整个表演，引人深思。

4. 时、空、人三者的变化与冲突形成结构和情节

故事是由时间、空间、人物三条线展开的，三条线的起伏跌宕和相互交会构成了故事的结构和情节。结构的组织分为顺叙、倒叙及插叙三类，科学表演通常时间较短，以顺叙更易为人理解，但也不绝对，也有一些是结构上的非顺叙安排，有利于故事的发展与理解，也使剧情更加活泼。从引入、发展、高潮及结尾四段式结构看，引入是关键，发展是铺陈，高潮是重点，结尾宜留有回味。情景剧 2 中从主人公上完厕所不洗手便吃汉堡开始，进而联想起近来的上腹胀痛、反酸、口腔异味重这些症状，从而去医院就诊确认感染幽门螺杆菌，时空交错，故事线完整地整合到一起，给观众留下深刻的印象。

结构与情节对整个表演举足轻重。一是要有悬念，悬念易调动观众欣赏的情绪，更好地推动表演。二是要有曲折或反转。三是强调冲突或对比。矛盾冲突或对比的质量往往决定了科学表演的质量，冲突或对比越强烈，观众印象越深刻。冲突是关键，要比生活更强烈、典型、集中和戏剧化，依托

冲突中矛盾激化的发展脉络推进故事的演变。四是时空交错，利用梦境、回忆等组织时间与空间，把过去、现在、未来交织在同一个故事下，利用了时、空、人三者交错变化的手法，打破了按时序展开故事的局限，将复杂的故事融入同一舞台。情景剧 1 和 2 中，都是由感染者不良的生活习惯开始，进而出现腹痛、反酸、嗳气等症状，从而就医、医生协助诊治这样的故事线展开的，步步推进，一一解惑，将表演科普的主题表现得淋漓尽致。

5. 人物塑造不能仅靠语言，还要通过事件和行为等细节展现人物性格

刻画人物是戏剧的重点，好的表演需要鲜明的人物来表现。人物要有性格，要通过语言、行动、思想和感情来表现其性格。不可否认，科学表演一般时间不长，人物塑造难度较大，通常通过语言来展现，但应加强行为的表现力。

6. 科学表演重在科学内涵，实验不是核心，表演要强调互动性

科学表演相比一般的舞台表演最大区别就在于一定要有科学内涵，最好是关于科学的故事。科学内涵还体现在启发思考上。除感受科学外，科学表演的艺术感染力以及哲理思考也很重要。"凡是能引起人们思索、意犹未尽而需要人们深入探讨的作品往往给人们带来更大、更高的艺术享受，因为这时人们不是被动的感受者，而是主动的思考者。而这思考的过程也就是学习的过程，同时是欣赏的过程、娱乐的过程。"所以，观看科学表演，不是简单地"看"，而要"看 + 思考"。情景剧 2 结尾处，为了加深观众对此次科普的记忆，团队成员巧妙地将大家熟知的歌曲改编成幽门螺杆菌的感染方式、症状及治疗等，这样加大了与观众的互动性，调动了观众的积极性，而且将人们想要传递给观众的内容改编为歌曲，更容易记忆。

尽管科学实验很受欢迎，但它不是科学表演的核心，是辅助剧情展开的手段，不能依靠它来感染观众，要靠故事主题和思想的传播打动观众。情景剧 2 中的患者就医环节是剧情发展演化的表现或推动力，因此整个表演并不突兀；情景剧 1 里的主人公感染幽门螺杆菌与人物的行为紧密相关，其不良的生活习惯自然地和剧情融为一体。此外，剧中利用各种背景音乐来模拟幽门螺杆菌的心理活动，药师提示部分的快板表演，吸引观众眼球，这些都是因剧情需要而设置的，也是展现故事发展的一种手段。

科学表演的互动性更显重要，与观众的交流能很好地调动气氛并吸引其注意力。两个情景剧接近尾声处，设置了改编歌曲表演环节，使整个科普表演秀灵动起来，既是与观众的互动交流，也体现灵活的特征，这个环节还起到吸引观众注意力、迅速进入故事、交代剧情背景、调动观众兴趣的作用。该剧的角色经常与观众交流互动，如演员从观众中出场、演出过程中演员跑到观众席，拉近了与观众的距离；角色在舞台上常常询问观众的意见和建议，活跃了气氛，增强了参与感；剧中幽门螺杆菌扮演者出场后嚣张地问大家："你们知道我是谁吗，我就是……"，这种设定让幽门螺杆菌的形象更加立体，调动了现场气氛，观众的参与感和体验感更强烈；这些互动情境的设计，是科学表演的魅力所在。

5.3.2　科学表演的现场演出

科学表演的感染力体现在，它是现场与观众进行的即时地直接交流，这种交流与互动会在人与人之间建立情感的交融。从这一点看，是视频、操作展品无法比拟的，它们不具备科学表演这样强烈的人与人之间的感情交流。因此，在科学表演中要特别注意演员与观众的心灵交流，满足人们情感共鸣的需要。

"创作戏剧、表演戏剧和欣赏戏剧的实践活动是一种'参与分享'的活动。"创作者在创作剧情时，先要将自己融入剧情之中方能写出感人的剧本，写出值得分享的思想，创作是参与、分享自己的思想。现场表演是实现创作者意图的途径，演员更要投入，要真实地化身角色并与观众真诚交流，分享自己对角色和主题的领悟；观众亦要主动参与剧情，全情投入互动，随剧情思考、入剧情感悟。只有在三方的共同努力下，才能创作并完成真正好的科学表演。

借用"艺术源于生活高于生活"这句名言，科学表演，源于科学实验，运用艺术形式，但高于科学实验，它是科学内涵的提炼与展现；它又是与科学探索历程相关的生活的高度精练。与科学相关的研究或生活便是科学表演编创的源头和灵感。总之，科学表演编创的核心是对科学内涵的把握，科学内涵的主题是统领整个表演的关键要素，对艺术创作规律的尊重是其

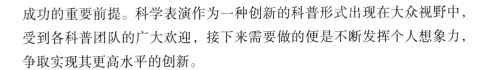

成功的重要前提。科学表演作为一种创新的科普形式出现在大众视野中，受到各科普团队的广大欢迎，接下来需要做的便是不断发挥个人想象力，争取实现其更高水平的创新。

5.4 应用专题讲座不间断科普

科普是国家、社会及各科研团队等普及科学技术知识、弘扬科学精神、传播科学思想、倡导科学方法的活动，是实现创新发展的重要基础性工作。近年来，我国科普事业蓬勃发展，公民科学素质快速提高，同时存在对科普工作重要性认识不到位、科学普及与科技创新同等重要的制度尚不完善、高质量科普产品和服务供给不足、网络伪科普流传等问题。面对新时代、新要求，人们需进一步加强科普工作，争取做到不间断科普、创新科普。

针对当下幽门螺杆菌感染率逐年升高，且其可导致胃炎、胃溃疡、胃黏膜相关淋巴组织淋巴瘤及胃癌等多种消化系统疾病[324]的现状，而群众可能对其感染途径、预防方法、危害及感染后的治疗方案等知悉度不够，或者不能全面了解，由此健康科普便应运而生，其重要性显而易见，可提高广大群众对幽门螺杆菌各个方面的了解，从而达到健康科普的目的。人们要做的不仅仅是一次科普，而是能够做到不间断科普、创新科普，不断加深群众对幽门螺杆菌预防及治疗的了解，尝试从阻止其传播方面降低其感染率。

科普工作是一项基础性、全民性工作，关系到广大群众科学素质的提升。科普应随着技术进步不断创新表达方式，要创作出符合时代发展要求的内容，培育出符合时代需求的公民。群众性是科普的基本属性。与一般的科技传播不同，科普是面向大众的，应体现科学性、社会性、群众性。

科普的开展形式、表达方式、传播内容都应对群众有真挚感情，要关注、关心、关爱普通群众，知群众心、贴群众心，与群众"零距离"接触，要让人民群众受益、受惠和满意。科普既要做到"三贴近"，贴近生活、贴近群众、贴近真理；也要实现"最后一公里"的传递，也就是传播更广。

科普是一门学问，是一项高超的技术，是社会组织和管理的艺术体现。科普工作需要理论与科普实践相结合。耐药微生物感染防治的科普实践应结合其感染现状，下大力气、大功夫去总结经验、提炼经验、建设理论、传递理论。只有这样，才能做到从实践中来，到实践中去，实现科普理论和实践的新飞跃。只有做好科普工作才能推进政治文明建设，促进先进文化的传播与发展；只有做好科普工作才能提高民众素质，促进社会物质文明和精神文明的高度发展，促进政治文明、生态文明的早日实现。

科普的意义是什么？

"授人以鱼不如授人以渔"。

如果科普只是每天听不同的专家、教授谈论各自的观点与看法，而不是让人们从中学到适用的理论思路，在没有"专业人员"的情况下，遇到各种类似的问题，自己都可以分析、推理从而找到解决问题的方法，而只是一味地记住不同"专业人员"的观点、思路，那么是否一千个"专业人员"给出几十几百种观点、思路，人们都要死记硬背下来，不然面对问题时就无法根据多种观点、思路一一对照，找到符合条件的正确方法了。

我国古人提出"授人以鱼不如授人以渔"。也就是说，教会、给予需要帮助的人，最佳、最实用的是思路、方法、工具和知识，而不是观点、经验、物资与食物！因为前者才能从根本上解决问题，而后者只能解决一时所需。而"科普"的意义，就是要让大家通过专家、教授等对一些日常生活中常见的现象、问题进行科学分析、推理，说明思路、方法，从而让大家通过"现象看本质"，继而达到"一法通万法明"的目的，因为"科学是一个系统的整体"，就像大自然中的各种变化一样，都是循环往复、相互影响、相互关联的，这也就是为什么会有"蝴蝶效应"的原因。科学普及是一种社会教育。作为社会教育它既不同于学校教育，也不同于职业教育，其基本特点是社会性、群众性和持续性。科学普及的特点表明，科普工作必须运用社会化、群众化和经常化的科普方式，充分利用现代社会的多种流通渠道和信息传播媒体，不失时机地广泛渗透各种社会活动之中，才能形成规模宏大、富有生机、社会化的大科普。

就医学知识科普而言，它是人类在医学实践的过程中提炼出来的，公认的对人体的健康有好处且会促进人类健康发展的知识：它既是实践经验的总结，又有理论系统的指导，掌握科学的医学知识，能让人尽量不要偏离健康的轨迹，但是不能保证不生病，也不能保证长生不老，只是在一定程度上提高民众的了解度，从而在日常生活中注意防范，达到健康生活的目的。人们科普的意义也正是这样，让未感染者注意防范、提高警惕，让感染者正确治疗、早日康复。

为了推进防感染、减感染，科普宣传走深、走实，努力提高公众对幽门螺杆菌的防范意识，人们需要做的便是不间断开展科普知识宣传活动，多方面、多维度推进此项工作顺利进行，不断更新科普内容，紧跟时事，争取让公众了解并学到最新、最权威的内容，一旦被感染，自己也能从容应对、正确应对。

除了利用网络经常更新科普内容外，下乡科普、现场表演、递发宣传手册等也不失为好的科普宣传方案，加大民众知悉度的同时宣传了自己的科研团队。在确保科普内容与时俱进的同时，精进自己的团队，加大团队特色，也有利于团队未来的发展。希望通过团队的努力，提高民众对幽门螺杆菌感染和防治的意识，争取早日做到"桂无幽"。

总之，科学技术是人类进步和社会发展的动力，而科学普及是科学技术通向人类社会的桥梁。只有多普及、常普及科学知识，才能提高全民的科学素质，增强国家的软实力，提升全民生活幸福感。这便是人们多科普、常科普的意义所在。

5.5 应用专家热线常态化科普

在百年未有之大变局之下，我国提出加快构建新发展格局，推动高质量发展，科普教育的基础性和战略性地位更加突出。大力发展科普教育，提高公民科学素养，已经成为世界各国提升综合国力的战略共识。

科学普及是一种社会化的教育活动。关于科普的内涵主要有三种代表性观点：第一，科普是面向公众普及科学技术知识、倡导科学方法、传播科学思想、弘扬科学精神的社会化活动。这也是《中华人民共和国科学技术普及法》所给出的定义，即"四科"教育。第二，科普应促进公众了解科学事实，更要了解科学方法、科学的实用性和局限性，对科学造成的社会影响进行正确评价，即"公众理解科学"。第三，科普是不同个体间实现科学知识信息共享的过程，包括科学家之间的专业交流、科学家与公众之间的互动、科学的媒介传播、人们在生活中使用科学知识的方式等，即"科学传播"。树立公众理解科学的理念，借鉴科学传播的方式，开展"四科"教育是我国科普教育发展的方向。政府应该主导、多方协同配合拓宽科普教育渠道。以主题日的形式定期组织大型公众科普教育活动是发达国家科普教育的传统传播渠道。许多国家还设立具有本国特色的科普节日、庆祝活动和专门面向青少年的科技竞赛，如英国科学节、美国圆周率日、日本科技周等。

优质的科普教育资源是保障科普教育成效的重要内核，畅通的科普传播渠道则是确保每个人都享有科普教育资源的重要条件[325]。现如今，针对幽门螺杆菌的感染预防是关键，"只治不防，只会越治越忙"。那么，如何让老百姓认识预防幽门螺杆菌的重要性，了解正确的医疗保健知识，做好大众的健康管理，除了要依靠院内个性化的治疗和宣教以外，临床专家还要利用自己的专业知识，做好常态化科普工作，使其成为临床医学工作的"助手"和有效补充，为宣传舆论释疑解惑、导航定向。目前，老百姓对于幽门螺杆菌的危害还没有深刻的认识，因此及时向公众提供权威科普知识，解读对于幽门螺杆菌的预防措施，帮助师生和公众正确认识幽门螺杆菌病情发展态势、掌握幽门螺杆菌的预防和治疗常识、提高自我防护意识和能力十分必要，可以起到"压舱石""定海针"的作用。做好科普工作，深入开展科普卫生活动，提高全社会文明程度，有助于社会凝聚起众志成城、共克时艰的强大正能量，形成和谐稳定的良好氛围。因此，二级及以上医院、社区卫生服务机构、乡镇卫生院等各级各类医疗机构在全国各个地级市（含省会城市）、各个县（县级市）积极开通便民服务热心专线，或者利用新媒体，为咨询有关幽门螺杆菌防治知识的普通老百姓提供更多便利，为有效传播幽门螺杆菌相关知识贡献力量。

在传播普及幽门螺杆菌基本常识的工作中，人人都有麦克风，人人都掌握着话语权，每个人既是创造者，又是传播者。《中华人民共和国科学技术普及法》强调科普是全社会的共同任务。因而，高校也应当肩负科普宣传的重任，组织在校师生开展多种形式的科普活动。大学不仅是创造知识的"象牙塔"，还是"飞入寻常百姓家"传播知识、科普知识的"堂前燕"。大学和科研机构既要为药品研发和疫苗科研攻关等提供科技支撑，也要为决策指挥、社会治理各方面发挥社会服务功能，其中科学知识普及就是较为直观有效的手段，因此专家学者，包括在校学生、社会各界人士等都应积极发声，为正确抗"幽"提供权威声音[326]。扎实推进科普工作常态化、长效化，提高全民科学素质、激发创新创造活力，更好地促进创新驱动发展、服务世界科技强国建设。科学普及是建设世界科技强国的基础性工程，要持之以恒推进科普工作，让科学理念、科学精神在人们心里扎下根来。除此之外，更要坚持科普为民、惠民，广泛开展贴近基层群众的科普活动，解疑释惑、回应关切，更好地服务群众生产生活。同时，要做好青少年科普工作，开展科技进校园、进课堂等活动，引导青少年学习科学知识、激发科学兴趣，从小种下科学的种子。最后，要创新科普内容、科普方式，积极推进科普信息化建设，发挥好互联网、手机等在科普中的积极作用。各级党委政府要加大对科普工作支持力度，科协要当好科普工作主力军，广大科技工作者要积极投身科普实践，为提升全民科学素质贡献力量[327]。

科学普及不是一件容易的事，仍然面临着不少问题亟待解决。现在的自媒体时代如火如荼，实际应用却远未普及，宣传渠道没有与时俱进。完善科普的传播渠道和呈现方式，需要充分用好融媒体传播手段。未来需要在充分结合图片、文字、视频、声音等多元媒介符号的同时，实现线上线下科普的融合，新旧媒体的合作，沿袭和创新传统科普方式。同时，科普的方式还需要注意精准化，采用受众细分策略，根据受众的年龄、学历、居住地等属性进行分众式传播，提高科学普及的互动性，增强受众的参与感，从而促进健康信息"渗透"与接受。但有些高校和科研机构工作部署反应慢、缺少抓手，不善发声；或者没有切中要害、发挥作用。这主要是因为宣传手段和媒介不能与时俱进，特别是与公众的关注点大相径庭，没有发挥互联网媒介的正确作用。传统媒介在突发公共卫生事件中的无力感，有种"重拳打在棉花上"的感觉。而新媒体的出现给宣传工作带来新的方式，同时带来较大的挑战。宣传工作要与时俱进，打破传统科学普及形式的束缚，创新传播方式，注重呈现形式的多样化以及推送内容的针对性和精准性，可以结合漫画、直播、视频、文字、图片等多种方式，集中呈现有关幽门螺杆菌危害程度、把握病情发展现状、传播防治知识等公众关心的话题，积极迎接新媒体时代的到来。

专家效应在医学科普中越来越重要，人们在进行医学科普的过程中也深刻体会到让医学各科（包括医学基础科学、预防医学、临床医学）的专家参与和支持科普工作的种种好处。这里所说的医学专家是指在某个医学学科有较深的造诣、对某种疾病的防治有丰富经验或特长，在学术上、临床工作实践上有一定代表性的医学高级人才。但有些专家学者不屑对公众科普宣传，认为这是社区街道、大众传媒的事情。可是在科普活动中没有权威专家坐镇，说再多的医学知识对于老百姓来说都是假大空的形式套话，大众的信服程度较低，不利于科普工作的进行。在主流媒体上引导学者发声，利用权威知识为公众服务，做好科普知识普及，将最新研究成果、防治方法准确、及时地为满足广大公众防控知识需求做好科普议程设置，抓好科普知识传播选题策划，在众声喧哗中奏响健康向上的主旋律，让舆论空间正能量充沛、新气象充盈。因此，需要开通免费专家咨询专线，专家学者积极参与有效传播，加大公众和社会急需科学知识的供给力度，注重信息来源的多元化，以浅显易懂的语言介绍防护知识、解答疑难问题、解读幽门螺杆菌最新现状、回应公众关切，把复杂的卫生知识用通俗易懂、简单有趣的方式告诉公众，让科普有趣起来、好玩起来。

公众急需了解正确的幽门螺杆菌防治科普知识，因此开通市民免费咨询热线很有必要。只要拨通医院专线电话，就可以足不出户，用手机免费咨询问诊，预约挂号，轻松看病。各大医院可以成立"看医生专家团"，汇集医院内权威的消化内科专家同时在线坐诊，患者只需拨通热线电话，就可以根据自己的病情或者兴趣选择相应的医生，在电话中与医生交流自己的病情，寻求专业帮助，这样就可以在方便的时候得到医院的及时治疗。

开通和应用专家热线，将一跃成为资源快捷时代背景下各业务中的佼佼者，专家热线的成功实践将手机媒体的差异化优势体现在"移动性、个人性、服务性、安全性"上，发挥手机体积小，随身性强的特点，提供真正的贴身服务，履行媒体关注民生的职责，将有效彰显手机传播的媒体功能，使其突破瓶颈，脱颖而出。专家全天在线等候，随时接通患者或普通民众的咨询电话，提供专业的防治措施、新的治疗方法，应用专家热线体现出服务的贴近性、有效性和便利性，是传统媒体无法比拟的。

首先，服务贴身。随身医生已不再是单纯的概念，而是用户切实体会到的服务。这样的服务是"窄播"的，是"一对一"的，是个性化的，是私密的，让用户感受到从未有过的尊贵和优待。其次，服务及时。传统媒体对幽门螺杆菌的介绍，不是随时的，要根据节目或者新闻的编排而统筹，因此往往不是第一时间的。而一机在手，随时接通消化内科专家，可以得到热情、耐心的服务，这种服务的随时随地，获得资讯的快捷及时，将会为广大人民群众带来更多的便利，堪称手机媒体的独门秘籍。最后，服务便利。在我国，医疗资源分配不均衡，民众求医难问题较为突出。除了挂号难、预约难、医疗行业成本高，人们还担心走进医院会面临交叉感染的风险。那么，能不能足不出户就得到医生的详细诊断呢？能不能提前预约、挂号，轻松及时地得到治疗呢？相信很多人都有过这样的愿望。现在，开通专家热线进行答疑解惑使这样的愿望轻松实现，相比传统媒体中商业性质浓厚的医疗专题，相信这样的手机媒体服务会更加便利、有效。专家热线的开通，不仅为患者提供了便利、有效的服务，也在一定程度上缓解了看病难、看病贵的压力，大大减轻了预约专家挂号的成本，节省患者的时间和精力，为治疗提供了更加方便快捷的平台 [328]。

科普工作与临床、科研同等重要，它的受众群体是广大的人民群众。医学科普最终的目的是让老百姓通过健康知识的传播达到"治未病"的效果，从这个角度看，医学科普工作对于"全民健康"的意义更为重大，尤其是面对我国约 8 亿的幽门螺杆菌患者，所以控制可控的危险因素带来的获益值得每一位从事临床的医生去努力。如今，人们正处在互联网高度发达的时代，网络的发展给大众的生活带来了诸多的便利，同时给科普工作提供了很多的平台，给科普知识的传播提供了很好的渠道。因此，临床的专家学者更要顺应时代的发展，学会利用好这些公众平台，打造群众需要的健康科普品牌。科普工作的推广不仅对国民健康有着重要的促进作用，还给医疗工作带来了诸多便利。它可以提升群众对疾病诊疗的认知，减轻医疗过程中医患的沟通压力；还有利于拉近医患距离，增进医患信任，在一定程度上对于缓和医患矛盾有着重要意义。科普知识的传播在树立医院品牌的同时，有助于打造良好的临床医护个人品牌，扩大临床医生的群众影响力，对个人职业生涯有着重要意义。因此，临床专家不仅要重视医学基本功的培训，还要努力打磨自我，提高人文素质，传播有内容、有深度、有温度的医学知识和临床故事，将医学科普工作常态化，在治疗疾病的同时，要承担起疾病预防和健康促进的神圣使命。全民健康认识的提升，对于我国医疗卫生工作来讲是一件刻不容缓，功在当下又利在千秋的事情[329]。

尽管科普工作日益受到各级政府部门的重视，科普能力建设成效明显，但是，总体上并未形成比较成熟的体制机制。

因此，针对健全国家科普机制的政策提出以下建议：基于科普教育常态化存在的不足，一方面，要依托现代公共文化服务体系建设，在公共文化基础设施建设上进行科普类主题场馆、设施设备的规划和投入，同时要依托常态化的科普设施进行日常科普教育。另一方面，要推动各级政府科普信息化资源平台建设，发挥各级科协的科普资源整合功能，在"科普中国"网页上建立类似"维基百科"式的科普资源库，建立有关幽门螺杆菌防治知识的数据库，按照主题进行分类汇总，编列条目，形成开放的科普资源"信息中心"和"数据超市"。各地方政府也可根据本地区的突出问题、感染人群、易发热点和历史经验，整合本地科普资源，建立相关科普的官方网站，开通和应用专家便民服务热线，构建特色化的在线科普资源库和传播平台[330]。

5.6 应用专家义诊惠民式科普

胃肠疾病困扰着越来越多的人，胃肠保健也越来越受到人们的重视。

但农村居民，尤其是年龄偏大的老年人对于胃肠疾病抱着"只是吃坏肚子""忍一忍"的态度，很少有机会接触到有关幽门螺杆菌对人体的危害以及如何进行治疗及保健的科学知识。由此需要鼓励更多专家学者走入社区、街道一线，利用工会、关工委、学生活动等渠道，为公众提供有关幽门螺杆菌防控知识，确保幽门螺杆菌防控科普工作的科学性、有效性、全面性和针对性，真正做到全面动员，把科普宣传抓实抓细，积极引导，让预防幽门螺杆菌意识深入人心，给广大群众吃下"定心丸"，给社会拉下"减压闸"。

近年来，我国医疗卫生事业得到长足发展，但由于医疗卫生资源总量不足、分布不均衡，优质资源主要集中在城市大医院，基层服务能力有待提高。解决这些问题，需要标本兼治，既要深化体制机制改革，也要推出具体可行的便民、惠民、利民措施。中华人民共和国国家卫生健康委员会、国家中医药管理局和中国人民解放军总后勤部卫生部决定，从2013年开始，每年9月的第3周举行全国大型义诊活动，让城市大医院的专家定期走进基层，为群众提供优质、便捷、惠民的医疗科普和服务。与此同时，各个省政协高度关注民生，充分利用自身联系广泛的优势，组织医疗卫生界的专家学者到少数民族聚居地区开展义诊讲学活动，提高义诊活动的质量，保证广大群众最大限度地在义诊活动中受益，切实满足基层群众看病需求，免费为地理位置偏僻、信息闭塞群众科普和义诊，真心服务基层、服务群众。殷切希望各位专家以精湛的医术和深厚的感情，为基层群众送上关怀和温暖，让基层患者享受到高水平的诊疗服务，解决基层群众看病难、找专家难的问题，并积极做好传帮带工作，悉心传授医疗技术，为提高基层医疗水平做出贡献。在义诊活动中，医疗专家团队会认真地给村民做身体检查，如免费查体、量血压、做心电、查眼底等，科普幽门螺杆菌的危害、防治措施及治疗方案和指导建议。还可以制作发放宣传彩页，捐赠有效预防幽门螺杆菌的药品，把温暖送给基层百姓，让基层百姓深刻感受到中国共产党始终坚持以人民为中心，时刻把人民群众的安危冷暖放在心上，永远和人民群众同呼吸、共命运、心连心，永远做人民群众的贴心人[331]。

优化基层健康医学科普，走进基层惠民式义诊需要医院、媒体、各级卫生和医疗行政部门及医疗卫生工作者的共同努力，科学技术协会是科普工作的主力军。社区基层组织、卫生健康行政部门等相关机构应当加大科普知识供给力度，支持并鼓励医疗卫生行业与相关从业人员创作和发布更多优质的科普作品，同时聚焦居民重点内容需求，提升科普专业性。一方面，要做到内容细分，满足群众对科普的内容需求。针对幽门螺杆菌相关内容需做到全面覆盖，即涵盖幽门螺杆菌的危害、传播和感染途径、治疗方法以及用药后不良反应等多个层面；同时，注意普及疾病预防相关内容，如一级预防、二级预防、三级预防及与临床治疗相关的知识等多个领域。另一方面，要保障科普内容质量，提高科普专业度。城市社区基层组织在进行科普时要有意识地和各地疾病预防控制中心、研究机构、高等院校、律师事务所等相关单位达成合作，促进权威信息、专业信息的发布。另外，新媒体技术的发展丰富了健康科普的渠道和形式，未来要加强媒体矩阵建设，实现跨平台融合 [332]。

在义诊活动中，通过与孤寡老人、留守儿童等的交流和相处，为病患解除痛苦，专家学者和医务工作者践行"公益"精神，体会到了"送人玫瑰，手有余香"的含义，对于承担责任有了新的更为完整的诠释。在此过程中，同样可以体会到自己职业的特殊性与健康的宝贵。在服务他人的过程中，不但提高了专家学者的专业能力，而且提升了他们对"救死扶伤"职责的认知。

党的十八大报告中提出要加快建设中国特色社会主义，实现服务经济社会发展的目标。医院门诊等医疗机构作为社会救济为民和人才培养基地，促进社会卫生健康事业的发展，理应承担相应的职责。要加大幽门螺杆菌科学常识的宣传力度，广泛开展各种免费义诊、公益讲座等活动，通过活动的开展辐射学校及周围社区，以增强大众的幽门螺杆菌预防和治疗意识，做到早发现、早诊断、早治疗。同时，义诊活动的开展也开阔了专家学者视野，充分调动了自身的参与性、积极性、主动性和创造性，增强了医务工作者主动服务人民的社会意识 [333]。

参加义诊活动的医务工作者，要发扬不畏艰苦、甘于奉献、救死扶伤、大爱无疆的职业精神，尽最大努力为群众服务，要进一步强化宗旨意识，主动发扬志愿者服务精神，积极参加志愿者活动，用医疗服务和无私大爱构筑社会关爱网络。在义诊活动中，除了对幽门螺杆菌的基本医学知识进行科普外，还可以进行其他常见慢性病的咨询、初步筛查、诊断和一般治疗，普及其他消化道医学常识和健康知识。在义诊周期间，承担城乡医院对口支援任务的医院还可以组派医疗队，在受援县级医院及武警部队的卫生队开展惠民式义诊活动；二级及以上医院组织义诊活动进社区、下乡镇，举办面向人民群众的健康大讲堂，并在医院内开展义诊活动 [334]。

目前，在临床消化内科中缺少防幽治幽的现代观念和技术，坐等患者就医者多，主动筛查和组织患者就诊者少，重视手术技术者多，重视高效大量的药物治疗者少。由于我国感染幽门螺杆菌的人群主要集中在农村，因此探索一条适合我国国情的，医疗费用能被患者负担得起，能切实解决患者交通不便、信息闭塞等困难，改变患者就医观念的预防和治疗幽门螺杆菌模式势在必行。针对以上情况，通过到乡镇义诊和组织患者到医院接受手术解决患者交通不便的困难，在义诊现场通过对患者进行幽门螺杆菌治疗方法的讲解和发放宣传册提高了患者对幽门螺杆菌的了解，打破患者对治疗的恐惧和不愿就医的陈旧观念，为人民群众提供安全、有效、方便的医疗卫生服务，提高群众健康水平。简而言之，应尽早确立以义诊活动的形式到乡镇科普幽门螺杆菌，并组织患者来院接受进一步检查的预防和治疗幽门螺杆菌的模式。[335]

医学科普活动是把医学保健知识通俗化能让普通人接受，要求传播这种科普知识的医务工作者除了掌握必要的基础知识之外，还要掌握一定的医学专业知识。当今世界处在信息爆炸时代，科学技术发展迅速，医学上的许多知识也在不断更新，对医学科普知识传播的科学性、专业性、准确性提出了更高的要求，尤其是有些直接关系到防病治病的知识，普通百姓或者是患者较为敏感，不能有任何差错。有的医学科普人员对一般性的医学问题可以阐述得比较清楚，但对某些比较深的、有争议的或正在发生变化的专业问题就可能缺少足够的知识，不能正确加以解释，容易引起观念模糊，甚至会产生误导。而作为某个医学领域的专家，就幽门螺杆菌而言，对自己的专业有长期、深入的研究，能提出权威性的意见，对准确传播医学知识，指导群众防病、治病具有重要的意义。除此之外，专家在从事研究和实践过程中还积累了大量的第一手资料，也能为医学科普和科学研究提供较多的素材，所以有效地组织专家学者开展医学科普活动、进行惠民式义诊，对提高群众的生活质量、引导更多的群众防病治病较为重要。

医学专家的科普作用不单单体现在一两次的科普讲解中，临床医生对病人的叮嘱，对病情的阐述或解释，进行心理治疗的措施和健康处方，防"幽"医生的调研、培训指导和惠民义诊都是其科普作用的具体表现[336]。在义诊活动结束后，专家学者需要及时总结，针对义诊中出现的典型病例进行集体讨论，进一步明晰其发病原因、发病机制及预防治疗方案，规范病历书写格式，还可以点评医患沟通言语表达等。除此之外，还会通过真实案例反馈再一次回归基础理论，在其思维上达到理论实践一体化。

科学技术是推动社会经济发展的强大动力，科普是推动社会文明进步的重要途径，是精神文化进步的助推器。当前，我国正处在全面建设社会主义现代化国家新征程中，科普创新和文化建设在国家治理全局中起着十分重要的作用。科普事业对科技进步、文化繁荣、经济发展具有推动作用，自然科学和人文科学具有不同特性，不能相互取代，但彼此可以互融、互促和互补。科普文化以普及科学和弘扬文化为目的，发展科普文化产业是时代之需，通过发展科普文化产业可以实现繁荣中国文化、发展中国科普、传播中国思想、展示中国形象的大目标。多措并举发展科普文化产业要坚持政治性、思想性、创新性和惠民性的高度统一，发展科普文化产业需要科学界、教育界、文艺界、学术界、企业界和整个社会的合力。

发展科普文化产业要坚持"以人民为中心"的原则。科普路径既受条件式技术驱动也受内源式人本驱动。科普是面向群众、服务人民的事业，应有广大人民群众的参与和支持，民众参与和互动是科普文化产业发展的必要条件。随着社会的进步和经济的发展，人民对科普文化的需求正逐渐呈现高质量、多元化发展。发展科普文化产业应以惠民为宗旨，打造产业规模符合民众需要、产业特色符合本土韵味、文化品位符合民众趣味的"科文创意经济"品牌。因此，政府要通过科普文化的数字化、产业化、市场化、社会化手段，供给更多能够增进人民群众生活质量的科普文化产品，让更多科普文化资源发挥惠民化、产业化、市场化、社会化作用。政府要着力完善社区、学校、商场、公园、科技展馆和文化场馆踊跃参与的社会支撑体系，改进基层公共文化设施，提升基层公共文化服务的质量。[337]

专家学者应该利用专业优势，始终坚持医疗为民的思想，对周边驻地单位和居民群众不定期开展义诊活动，将群众需要的医疗服务送到群众身边。除此之外，还应该充分利用网络媒体阵地，通过广播电视和网络平台与患者面对面，广泛普及和宣传医疗卫生知识，解答群众关心的问题，将惠民式义诊付诸实践。同时，应该不断拓宽和深化义诊活动的内涵，注意开展防范医疗舆论的宣传活动，引导群众正确对待疾病治疗，并及时收集各单位和居民群众对医疗改革的需求和意见，通过党派渠道向有关部门反馈，积极参政议政，为和谐社会建设贡献力量。在新时代背景下，专家学者同医疗机构将始终践行医疗为民的思想，坚持走好"义诊为民、校地合作"之路，努力为解决周边群众对医疗卫生的迫切需求和医疗资源发展不平衡、不充分的问题贡献力量。[337]

5.7 应用高级专家权威式科普

高速发展的网络技术使短视频"一炮而红"。传播的舆情复杂化、信息流交叉化、去中心化的趋势，导致谣言滋生，一些短视频成为危害社会安全的毒瘤，在信息之海中混杂且被广泛而迅速地传播。许多看似教大家"养生"的短视频，其内容却是实打实的"伪科学"。这种为达到商业目的（非正常），看似传播健康内容实质别有用心的伪健康传播，是一种对大众的媒介暴力，很容易使大众陷入知识误区，更有甚者可能因误导造成严重后果。"伪专家"层出不穷，而大众对健康信息的真伪又难以辨别，导致大众对专家产生了一定的排斥心理。再加上有些专家专研学术，尤其医学，缺乏一定的传播技能，专业性、科学性的确很强，但过于循规蹈矩，缺乏趣味性、通俗性、生动性，公众不爱听，听了也不信。而伪专家无知无畏，对专业知识一知半解，但表现出什么都懂，什么都敢说。侃侃而谈，传播谬误、误导公众。并且，很多专家和媒体之间没有建立起通畅的沟通机制。媒体找不到真专家，专家找不到配合的媒体[338]。

因此，为解决以上问题，人们致力聘请能讲、会讲的高级专家，借助融媒体平台，与有影响力的媒体联合，打造科技科普传播平台，让科普以科学与艺术结合的方式更广泛、准确地传播出去，从而保障科普内容的权威性、科学性与通俗性。

人们在长期研究幽门螺杆菌的基础上，依托广西幽门螺杆菌防治基础研究重点实验室的平台，借助中国生物物理学会、广西微生物学会、广西预防医学会消化内科学分会以及附属医院的力量，构建产、学、研、传、用相结合的幽门螺杆菌科普宣教载体平台和科普团队，团队以实验室研究生为主，实验室的临床医生为常任科普医生，并聘请学会及国内的知名专家进行科普，科普内容涵盖农学、理学、药学和心理学等各学科，不断夯实科普团队，维护科普的权威性、全面性、准确性。人们主要通过专家互动热线、专家定点讲座、专家科普视频、专家入户调研，以及制备优质的科普素材、模型等，在经济欠发达地区、特别是农村地区，应用高级专家对防治幽门螺杆菌知识缺乏的人群进行线上线下相结合的精准科普。

科普受众面广，覆盖社区、农村中老年人群，根据不同的受众特点采用通俗易懂的科普方法，打造幽门螺杆菌"互联网＋新医科＋自媒体"的多元化科普品牌，科普内容全面、形式多样、渠道多元，科普做到权威性、全面性、准确性、有效性，帮助广大受众树立正确的防范意识，采取科学防治方法，有效遏制幽门螺杆菌的感染和传播，捍"胃"健康、创造无"幽"生活。

5.8　应用适宜技术成果式科普

近年来，随着我国医疗卫生体制改革的不断深入，国家越来越重视中医药事业的发展，尤其是 2020 年后，由于中医药在抗击新型冠状病毒感染中的优异表现，中医药越来越受到国家和人民群众的普遍关注。

　　中医药适宜技术是中医学的重要组成部分，是在中医学理论指导下总结出来的中医学特色外治疗法，这些疗法具有"取材简单、方便易行、费用低廉、安全有效、副作用小"的特点，是被广大人民群众尤其是基层民众普遍接受和认可的中医治疗方法。加强中医药适宜技术的推广应用，是中医参与基层健康服务的一项重要举措，对于基层防治常见病、多发病、慢性病具有重要的现实意义，不但能让老百姓享受到更便利、更优质的中医药服务，有效地缓解广大人民群众"看病难、看病贵"问题，而且能够有力推动各级医疗卫生机构降低医疗成本，提高患者就医满意度，进一步提升医院的社会效益和经济效益。

　　中医药适宜技术的推广应用关键在于医务人员，因此面向基层医务工作者大力开展一些操作简单、安全有效的中医适宜技术培训工作，就更容易在基层社区民众中应用推广中医治疗技术。近3年来，中医学、民族医学专家，以"幽门螺杆菌感染防治"为主题，以"中医适宜技术在脾胃病防治中的临床应用"为切入点，在南宁、柳州、百色、河池的市级医院（图5-1）、县级医院（图5-2）、乡镇卫生院（图5-3）、社区卫生服务中心（图5-4）开展中医适宜技术科普推广活动，向各医疗机构推广自治区中医药管理局发布的中医适宜技术，包括推拿正骨、拔罐刮痧、小儿推拿、艾灸疗法、浮针疗法、埋线疗法、针挑疗法、敷贴疗法、耳穴疗法等，共推广适宜技术10项，培训1 000余人。通过中医药适宜技术的推广培训，不仅让更多基层医务工作者掌握一定的中医药技能，进一步学习并掌握幽门螺杆菌的防治知识，还让中医药更接近广大社区居民，让群众在家门口就能得到中医的医疗保健、健康咨询服务，深受群众的喜爱和好评。

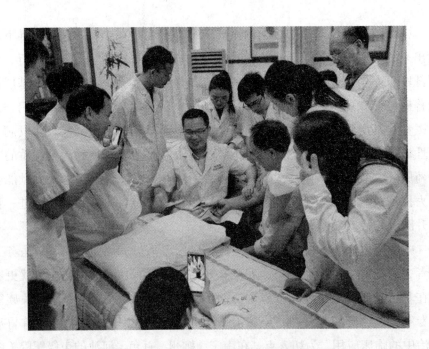

图 5-1　在市级医院开展中医适宜技术培训

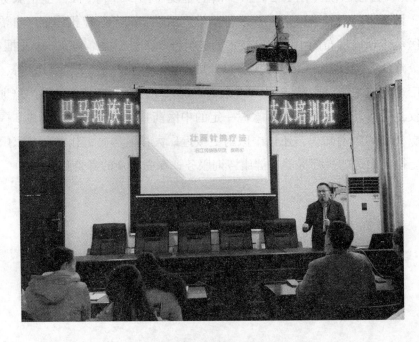

图 5-2　在县级医院开展中医适宜技术培训

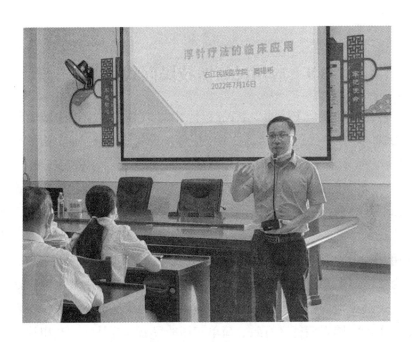

图 5-3　在乡镇卫生院开展中医适宜技术培训

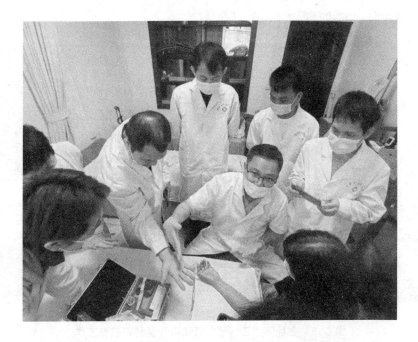

图 5-4　在社区卫生服务中心开展中医适宜技术培训

5.9　应用民族医技民间式科普

　　广西是以壮族为主体的少数民族自治区，广西也是全国少数民族人口最多的省区，其中壮族人口 1 572 万。广西境内气候温和湿润，雨量充沛，土地肥沃，草木繁盛，很适合各种中草药材的生长，各种动植物药材上千种。同时，壮族人民在同疾病做斗争的过程中，积累了丰富的壮医药经验和知识，以壮医壮药为主的民族医药在当地人民的防病治病、保健养生中具有较为广泛的群众基础和运用场景，为保障人民群众的健康发挥着不可替代的作用。

　　为使幽门螺杆菌感染防治知识的科普活动能让基层少数民族群众更易接受、更贴近他们的生活实际，身处临床一线的中医、民族医疗专家，遴选整理出治疗脾胃病行之有效、简单实用的民族医疗技法，利用社区活动（图 5-5）、下乡科普宣讲（图 5-6、图 5-7）、扶贫家访（图 5-8）等开展民族医技民间式科普工作。

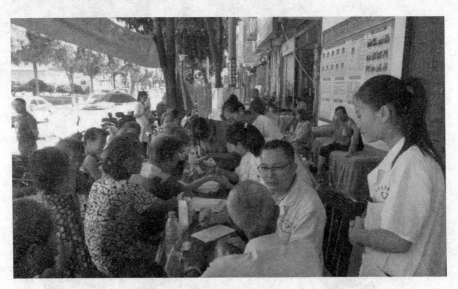

图 5-5　在社区"三八节"活动中开展科普教育工作

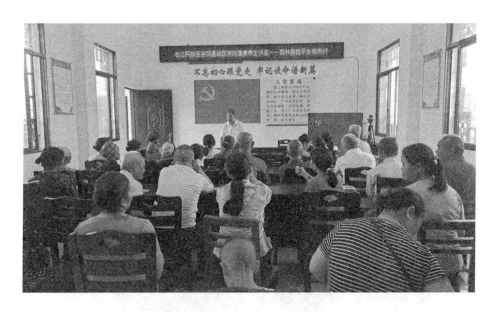

图 5-6 民族医专家在"三下乡"活动中开展科普宣讲

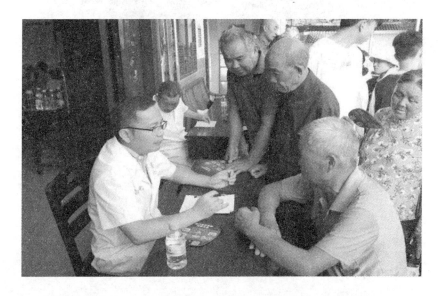

图 5-7 中医专家在"三下乡"义诊活动中开展科普教育

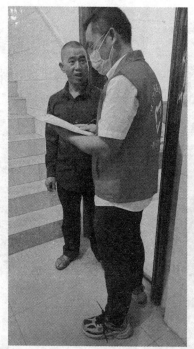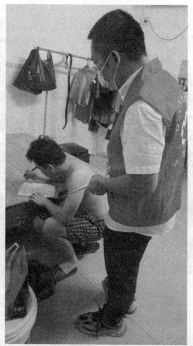

图 5-8　中医专家在扶贫家访活动中开展科普教育

6 红色革命老区科普的体会

6.1 红色革命老区科普的特点

习近平总书记高度重视科技强国建设，对新时代中国科普工作提出了"科技创新、科学普及是实现创新发展的两翼，要把科学普及放在与科技创新同等重要的位置"的重要指示。特别是习近平总书记在 2021 年的两院院士大会、中国科协第十次全国代表大会上对科技工作的重要讲话精神，对新时代的科普工作提出了新要求，擘画了新蓝图。科普创作是科学与文化、科学力量与人文情怀的有机衔接，也有助于弘扬科学精神与文化传承，因此科普创作作为科学普及的重要载体和形式，在科学传播中发挥着重要作用。

文化作为一种精神力量，影响着一个国家、一个民族的发展。正如习近平总书记所说："用好红色资源，传承好红色基因，把红色江山世世代代传下去。"红色文化是国际竞争中综合国力的重要保障，也是推动经济发展的重要支柱。大力发展红色文化传播，将推动我国社会主义现代化建设和中华民族伟大复兴中国梦的实现。

当年，邓小平、张云逸等在广西百色发动百色起义，成立了右江革命根据地，为中国革命做出了重大贡献，用鲜血和生命铸就了百色起义精神，成为百色红色文化的核心。在红色革命老区，弘扬科学精神与延续革命精神相贯通，如果可以巧妙地将幽门螺杆菌科普与红色基因有机结合，不仅可以提升公民科学素养，还可以有力地推进学习教育向纵深发展。

因为科学的本质在于推动社会进步，不断改变和满足人们的物质生活和精神生活需求，而科普创作的关键在于将科学与生活、社会相联结，进而实现科学与文化的传承。所以，在特定的地区，比如红色革命老区，如果人们将科普与党群联系起来，会产生意想不到的效果。党的十九大报告指出，要推动社会主义文化繁荣，其中普及科学知识是重要一环。科学普及从本质上说是一种社会教育，具有社会性、群众性、持续性等特点，也正是基于科学普及的特点，在科普创作中充分利用现代社会多种信息渠道和宣传媒体开展科普宣传活动，成为构建规模宏大、富有生机的大科普格局。当前，我国正处于实现中华民族伟大复兴的关键时期，组织开展形式多样、党群结合的教育，进一步将科学认识和红色基因联系起来，牢记初心使命，在强大的马克思主义政党中，在新的历史起点上创新科普创作和党群活动相结合，在党引领下强化科普对增强科普效果的促进具有重要作用。

将科普结合于融入百色发展特色。百色市位于广西壮族自治区，有着悠久的壮族文化，同时是红色革命老区，邓小平领导的百色起义发源地就在这里。百色位于我国广西南疆边陲，与越南相邻，边境线约 360 km，是云南、贵州、广西三个省份交会的地级市。许多革命先辈曾经在这里浴血奋战，这里是我国的一片红色土地，可以说是用血书写了红色历史的英雄之城。从近代开始一直到 20 世纪 80 年代，百色历经了抗法、抗美援越、对越自卫反击战等战争，并一直处在这些战争前线，对内则处在我国革命事业的前沿，百色见证了少数民族在保卫边疆和解放中华人民共和国的艰辛历程及伟大胜利。这里的群众深受红色文化影响，百色红色文化，具有地方特色，结合百色红色文化的传播方式和特点对于研究红色革命老区背景下的科普具有重要的价值。

百色红色革命精神是指在革命过程中，中国共产党人在百色这片土地上发动领导革命斗争中形成的优秀精神文化。与红军一起历经斗争和革命产生的精神文化等无形财富，都是革命实践过程中或红色人物身上所表现出来的一种精神文化。90 多年前，一支革命队伍，邓小平、张云逸、韦拔群、李明瑞等老一辈革命先烈，引领着人民群众走向正确的革命道路一直发展至今。发动了轰轰烈烈的百色起义，开启了少数民族地区革命事业，促进了红七军的革命进程。百色起义之后我国在这里建设了右江革命根据地，这里的主体是少数民族，这一点使其区别于其他革命根据地。百色起义形成的红色精神文化包括理性文化部分以及符号文化部分两部分。前者主要指的是国民经过判断、概念定义以及分析推理产生的文化。其核心是"不屈不挠、实事求是、依靠群众、共同奋斗"的革命起义精神。百色起义精神中也有信念、理想、创新、开拓、平等、无私、大局观、因时制宜等内涵。百色红色革命精神引领着一代又一代人向着一个又一个时代更好地发展着。如今，在百色起义精神指引下，百色革命老区各族人民沿着中国特色社会主义道路砥砺奋进，实现了从贫困落后走向繁荣振兴、从祖国南疆走向开放前沿、从温饱不足走向全面小康的目标，谱写了建设、改革、发展的壮丽篇章。历史虽已远去，精神却永长存 [339]。

对于红色文化的传承以及弘扬红色革命精神。人民群众从气势磅礴的革命历史中学习，时刻牢记革命的艰苦，幸福的来之不易，提高责任感和精神追求，做到警示自己、负起责任、激励自我、尊重先烈。

百色这片土地经历了那么多年的风风雨雨，诞生了百色红色革命精神，正是这种精神，给了人们更多的可能去创新，去充分尝试更多的将幽门螺杆菌科普与党、团组织相结合推广传播方式。

6.2 红色革命老区科普的意义

爱党信党，鱼水情深，革命老区是党和人民军队的根，是中华人民共和国的摇篮，是中国人民选择中国共产党的历史见证。老区和老区人民在革命战争年代为我党的发展、人民军队的壮大、中华人民共和国的成立，付出了重大牺牲、做出了重大贡献、立下了不可磨灭的功勋、树起了光照千秋的历史丰碑，具有特殊的历史地位。

党中央、国务院高度重视、十分关心革命老区。习近平总书记到地方考察调研，足迹遍及全国主要革命老区。他充分肯定老区苏区对革命的重要贡献，强调"要饮水思源，绝不能忘了老区苏区人民"。在建党百年之际举行的党史学习教育动员大会上，习近平总书记郑重表示："老区人民为党和人民事业做出了重大牺牲和贡献，我们要把老区建设好，把英烈后代照顾好，让他们过上更加幸福的生活。"

促进革命老区振兴发展，是一项重大的政治任务，更是巩固拓展脱贫攻坚成果、推进乡村振兴的应有之义和必然要求。"立下愚公志，打好攻坚战，不让老区群众在全面建成小康社会进程中掉队"，是习近平总书记的殷切希望。

在革命老区进行健康知识科普，是向革命老区学党史，饮水思源做实事的一次重要实践，是把健康传播的触角伸向老区群众的一项民心工程。老区人民的健康水平与革命老区振兴息息相关。没有乡村健康，就没有乡村振兴。人们有实力也有义务将医学方面的科学知识更好地传递给基层群众，为老区人民的健康做力所能及的努力和贡献，切实增强老区人民的获得感和幸福感。

从当下看，在革命老区进行健康知识科普是为老区人民健康谋幸福。用健康公益回馈老区百姓，助力国家巩固拓展脱贫攻坚成果，走出一条新时代振兴发展之路，把革命老区建设得更好，让革命老区人民过上更好生活。从长远看，这是为民族复兴做贡献，助力逐步实现共同富裕。站位高、立意远，可以为进一步增进革命老区人民的健康福祉贡献更多的智慧和力量。

正是因为不少偏远群众健康意识较弱，因病致贫、因病返贫现象时有发生。下基层做筛查以及科普宣教，就是为了便于及早发现疾病、及早治疗、及早康复，为老区群众办实事、办善事。很多常见病和多发病因为诊治不及时，延误了病情的有效治疗时间。其实，这类疾病可以通过早期预防降低发生的概率，即便早期已经产生症状，也可以采取一些保守措施有效缓解。

在以往的走基层活动中，他们发现在基层对卒中、高血压等的发现率和知晓率比较低。所以，多多讲解心血管疾病预防、民族地区常见疾病防治方面的知识，可以增强他们对疾病的预防观念，做到早诊断、早治疗，避免把小病拖成大病。

此外，革命老区的妇女健康管理工作任重而道远。助力老区健康发展，尤其是妇女健康事业，也是巩固脱贫成果、防止贫困代际传递的重要举措。例如，做一个宫颈癌的手术需要两三万元，但治疗宫颈炎只要几百元。接受两癌普查，实现宫颈癌早诊早治，就可以大大减少因病返贫的可能。

此外，在革命老区进行健康知识科普也拓宽了对医学生进行综合素质教育的途径。

在革命老区进行健康知识科普是为基层干实事、为革命老区人民送温暖、为老区卫生医疗事业做贡献的具体体现。有利于把更多优质医疗服务、先进医疗技术送到基层，为老区人民健康谋福祉。广大青年学子充分发挥医学学科优势，深入农村，了解民情，为民服务，深入革命老区，以实际行动传承红色基因和革命传统。助力乡村振兴，在激扬青春、开拓人生、奉献社会的进程中书写无愧于时代的壮丽篇章。

6.2.1 有利于基本功的锻炼

参加的学生利用自己已经掌握的医学专业知识，开展医学科普实践紧扣"医疗"，为广大医学生提供了印证所学的机会，有利于培养医学生独立的临床思维，过硬的医疗基本功。由于疾病的发生率在不同地区各有不同，走进贫困地区，有利于开阔眼界，见识不同的病种。

6.2.2 有助于树立整体医学观念

社会－心理－生物医学模式又称整体医学模式，是当代医学发展的新趋势，它克服了以往医学实践中往往"见病不见人"的弊端，树立起机体自身统一性和机体与环境统一性的观点。这种将心理、社会、环境因素与生理（躯体）因素视为不可分割的整体，在下乡扶贫实践中，学生能真切地感受到患者所处的社会环境、经济状态、生活方式、卫生习惯、历史因素、风俗习惯、心理状态等因素对病情的影响，使学生更容易在认识病理等生物学因素的同时，注意到非生物学方面的社会、心理因素，施以综合治疗，达到良好效果。这是在城市的大医院进行临床实习所难以做到的。

6.2.3 有利于培养良好的医德医风

医学生是我国卫生事业的后备力量，加强医德医风教育，不仅关系到医学生个人成长，还关系到未来的医德风尚，关系到我国整个卫生事业的兴旺发达。在课堂上学习医学伦理学时，学生能背诵孙思邈的《论大医精诚》："凡大医治病，必当安神定志，无欲无求，先发大慈恻隐之心，誓愿普救含灵之苦……"，"见彼苦恼，若己有之，……如此可为苍生大医"

等，这些医德教育虽然能给学生灌输一些正确的理论，但要使其根植于他们意识中，内化为行动准则，其效果却不那么明显。

健康知识科普实践是另一种德育课堂，其宗旨是无偿的、无私的奉献爱心。教师在寒冷酷热、山路崎岖的艰苦条件下，流露着亲切和关爱，全身心投入，不计报酬，以高超的医术为病人解除病苦，使病人从中得到较大的安慰，重现了亲密的医患关系，在学生中形成了一股较大的感召力，教师的言传身教使学生懂得了什么是医生应有的职业道德。

6.2.4 增强社会责任感，培育医学人文精神

在革命老区进行健康知识科普，走进基层，贴近乡情，是开展爱国主义教育和劳动教育的实践活动，也是以医学人文、共产党人精神、中华优秀传统文化为主题的第二课堂，为培育医学人文精神提供了学理支撑。纸上得来终觉浅，绝知此事要躬行。通过这样的社会实践深入基层、参观考察、实践服务，同学们感悟到了共产党人的初心使命，亲身感受了红军精神的丰富内涵和精神伟力，用红色精神洗涤心灵，牢记革命先烈的丰功伟绩，深刻领悟革命精神。使同学们更好地传承红色基因，真正从思想和情感上打通理论武装的"最后一公里"，促使医学生走好新时代的长征路。

习近平总书记说："志愿服务是社会文明进步的重要标志，是广大志愿者奉献爱心的重要渠道。"健康知识科普这样的志愿活动，是扎根中国大地、了解国情民情、练就过硬本领、投身强国伟业的重要举措。对医学生而言，这是扎扎实实的理论学习、触及灵魂的政治洗礼、凝心聚力的精神淬炼、增强内功的能力提升、生动深刻的党性教育，进一步培育了医学人文精神和职业责任感。学校也应以此为契机，紧扣实践育人模式创新，落实立德树人根本任务，培养德智体美劳全面发展的社会主义建设者和接班人，让青年一代在担当中历练，在尽责中成长，不负青春、不负时代、不负人民，努力成为祖国建设的栋梁之材。

6.3 红色革命老区科普的重点

党的二十大报告提出："人民健康是民族昌盛和国家强盛的重要标志。把保障人民健康放在优先发展的战略位置，完善人民健康促进政策。"党的十八大以来，以习近平同志为核心的党中央全面推进健康中国建设，把保障人民健康放在优先发展的战略位置，确立了新时代卫生与健康工作方针，明确了建设健康中国的大政方针和行动纲领，为实现中华民族伟大复兴的中国梦打下坚实健康基础。

精准健康扶贫是基于预防为主的思想提出的，通过对引起公众疾病和劳动能力丧失等健康问题的共同因素加以精准识别、精准控制、精准消除和精准预防，从而增加健康的有利因素，减少疾病造成的贫困。精准健康扶贫是从公共卫生角度出发，面对的是贫困群体、社区和环境，是预防因病致贫、因病返贫的根本之道；精准健康扶贫是精准医疗扶贫的进一步战略提升。

6.3.1 预防是防控"因病返贫"的根本方法

健康扶贫重在引导人们树立正确的健康观，预防为主，未病先治。现代医学已从治疗疾病发展到预防疾病。不能很好预防疾病就必然注定卫生事业的建设会事倍功半。"重病轻治、讳疾忌医、盲目迷信偏方"的错误观念仍然普遍存在于老年群体中。把正确的健康知识及时"送到村民手上"。针对心脑血管疾病、癌症、慢性呼吸系统疾病、糖尿病等重大慢性病以及各类重点传染病、地方病，强化综合防控措施，有效遏制发病率上升趋势，使重大慢性病过早死亡率低于全球平均水平。

早在 2 000 多年前，《黄帝内经》中提出："上医治未病，中医治欲病，下医治已病。"目前，采取的措施更多偏向于"治已病"，倾向于患病后的救治与救济，"圣人不治已病治未病，不治已乱治未乱。夫病已成而后药之，乱已成而后治之，譬犹温饱而穿井，斗而铸锥，不亦晚乎！"，"与其求疗于有疾之后，不若摄养于无疾之先"，因此如果早期防病，达到"不患病、少患病、不患重病"的目的，不仅能减少医疗费用开支，还能保存其劳动能力，"身体是革命的本钱"，有了健康的身体，才能落实其他扶贫政策，从根本上解决"因病返贫和因病致贫"。"预防为主，开展群众性卫生运动"历来是党和政府卫生工作的重要指导思想，毛泽东曾提出："减少人民疾病死亡的基本方针就是预防，就是开展群众性的卫生运动。"因此，在解决"因病返贫和因病致贫"问题上，也要认真贯彻"预防为主"的思想和工作方法，通过提升农村基本公共卫生服务能力，加强慢病管理，强化健康教育和健康干预，大力改善贫困地区的健康环境等措施，有效预防疾病，降低发病率，降低医疗费用，提高劳动能力和生存质量，从根本上解决"因病返贫和因病致贫"。

6.3.2 普及健康教育、实施健康干预，培养科学的健康意识

人们需要围绕健康知识普及、合理膳食、全民健身、控烟限酒、心理健康、健康环境促进等进行健康科普知识，全方位控制影响健康的风险因素。

健康对于一个人是较为重要的，一个人若失去了健康就等于失去了一切。邱铭、杨路耀等研究发现，"没病就是健康"的旧观念根深蒂固，"小病拖大、大病拖重"是导致"返贫"的典型表现。可见，人们对健康的无知正时刻助长疾病气焰。

健康教育是提高人们对健康的认识，使他们懂得一些基础的卫生保健知识（基本的内容和实施方法），养成科学、文明、健康的生活习惯。例如，对贫困人群进行免费体检和疾病筛查，针对他们的身体和病情，制订营养膳食和行为干预计划；通过社会捐助、指导其日常饮食消费等，改善其营养状况；普及正确的卫生和防病常识，纠正不良嗜好，戒烟、不酗酒、不滥用药物，养成科学、文明、健康的生活习惯；对患高血压、糖尿病、心脏病的人群进行干预等。开展对贫困地区和贫困人群的慢病管理、健康教育和健康干预，有效预防疾病的发生。

体育锻炼的观念也是需要重点培养的。良好的生活方式、适度的体育运动等，均是享有健康的重要砝码。体育不仅可以增强体质健康，还能有

效防止疾病发生、促进疾病康复等，坚持体育锻炼有利于预防现代文明病，保持青春活力、延长寿命。一位法国医学家说过："体育运动能代替任何一种药，但世界上所有的药物都不能代替体育运动。"体育运动是预防疾病的有效因素。人们长期受到贫困和劳作的影响，体育健身意识较弱，健康问题显著。因此，提高人们的体育健身意识十分重要，在余暇时候，使其形成正确的体育健身观念、获得锻炼的方法，养成锻炼的兴趣、行为和习惯，能够有效增强体质健康，增强免疫力，从而预防疾病。基层体育部门也应利用基础设施开展体育活动，多多指导，积极鼓励人们参与体育锻炼，营造良好的体育锻炼氛围。

6.3.3　让健康生活方式成为新时尚

积极传播健康生活方式，引导每个人做自己健康的第一责任人。帮助革命老区人民养成符合自身和家庭特点的健康生活方式，合理膳食、科学运动、戒烟限酒、平衡心理，实现健康生活。

贯彻落实健康中国战略部署，广泛普及健康知识，鼓励个人、家庭积极参与健康行动，让大量亚健康及症状患者养成健康的生活方式与良好习惯，建立起更加科学、健康、文明的生活方式。促进"以治病为中心"向"以人民健康为中心"转变，有效提升健康素养，营造人人追求健康、人人管理健康、人人享受健康的良好社会氛围，不断提升人民群众的健康获得感、幸福感和生活质量，为建设"健康中国"贡献力量。

在红色革命老区进行健康知识科普需要注意以下事项。

（1）健康知识科普的内容要根据革命老区人民的实际需要制定，有针对性、实用性。可以事先开展调查，根据所需选择内容及形式。没有调查就没有针对性，无法了解革命老区人民真正所需的知识。通过调查结果确定讲座选题、内容层次以及开展方式，真正解决群众物质和精神所需。比如，很多老区群众不了解感染幽门螺杆菌的危害。人们就要进行关于幽门螺杆菌的防治宣传，针对幽门螺杆菌的危害、感染现状及防治等内容开展专题讲座，使大家了解感染幽门螺杆菌的严重性和预防检查的必要性。因地制宜开展地方病方面的预防及诊断，帮助当地人有效预防。日常必备的防溺水、心肺复苏、海姆立克法等急救知识与技能。开展生命安全教育，呼吁珍爱生命、让生命更有价值。普及生殖健康科普知识，特别是妇幼生殖健康问题及注意事项，营造维护妇女权益和儿童健康成长的社会环境。

（2）避免健康教育内容匮乏、敷衍。由于对健康教育的概念模糊，内容不甚明了，一些地区的健康教育有名无实，往往只是一些宣传表面卫生工作的活动，根本没有精力去考虑健康教育的其他内容，每年爱国卫生日的活动就是由各医疗卫生单位搞几个宣传牌了事，咨询台就是测量血压、看看病，这种方式是健康教育还是卫生宣传，使人模棱两可。另外，健康教育的形式和方法千篇一律，各种卫生宣传只是造造声势，效果不尽如人意。

（3）健康知识科普形式要多样化，这样就可以加大卫生健康知识的宣传力度。其主要包括以下几个方面：①分发健康宣传画册。②在宣传栏张贴健康知识海报。③开展健康知识讲座，普及疾病预防知识。④设置"参会领奖"，提高居民参与意愿和热情，反复多次，居民日积月累地接受健康知识的熏陶，健康意识慢慢形成，会潜移默化地影响着居民的日常生活方式。⑤利用模型让人们动手实操。⑥在健康干预方面可以采取定期"免费看诊"的方式，对居民进行体检和疾病监测，根据实际情况提出针对性的建议，对生活方式、运动、卫生等方面进行指导。⑦通过戏曲、音乐、朗诵等艺术形式普及健康知识。

其中，艺术形式的健康科普是比较有效的。科学普及与传播是一门艺术，需要做到科学性与艺术性相结合。医学科普不仅要原创、权威，还要有趣、生动、好玩，从而吸引受众，更要让医学科普好听、好看、好记、好传播，让医学知识流行起来。艺术可以激起人们参与的兴趣。传统的健康教育形式如展板、宣传册、讲座、培训等形式单调、枯燥，缺少艺术性。表达性艺术形式的健康传播则让受众既有权威专家的正向引导，又可以通过参与获得真实体验。由此可见，将表达性艺术形式运用于健康科普有助于观众知、信、行的改变，较传统的单向知识传播方式而言，观众的获得感、参与度、共情力更强。

（4）讲座的形式要结合老年人的生理特点。老年人的精力有限，注意力集中的时间更为有限，每个课题的时间不应过长，尽量减少纯理论的内容，提高他们的参与性。比如，增加模拟演示，让内容更具体形象。老年人的理解能力有限，所以讲座要通俗易懂，不能用太多专业术语，深奥之处可以使用恰当比喻，深入浅出，用群众喜闻乐见的方式传播。增加互动时间，讲完一个主题后，要留时间给听众提问，并及时作答或讨论，有时可以做到教学相长，获得意外的收获。小型科普讲座，主讲者最好在场地中央，听众围坐在一起，这样更能使主讲者真正融入听众之中，尽量避免采用纯讲台形式。还可以把讲座和义诊结合起来，听众听完相关健康科普讲座后对自己的问题进行咨询。

（5）讲座要具有持续性，不能遍地开花，只注重社会影响力。健康知识科普后还需要回访，实行健康全过程管理。比如，在同一村镇进行的科普讲座不能是简单的一两次，而应该是系统性的、持续性的。不同于别的下乡，医疗下乡主要是向农民普及医疗卫生知识，为农民诊治一些常见病、地方病。因此，看完病后过一段时间，就应该回访复查一次，看药见不见效，是需要增药、减药，还是需要换药，如不行再看要不要改变治疗方法。但是，大部分医疗小分队不当"回头客"。因此，许多农民朋友对于医疗下乡的热情也就逐渐冷淡下来，甚至出现了一些医疗小分队进村里，用喇叭尽管吆喝，却没有农民来看病的尴尬场面。

（6）注意科普讲座效果的评价。注意信息反馈，通过问卷调查、个人访谈等方式，深入了解老年人对健康科普信息的接受程度、理解程度。从而进一步了解其对健康教育内容的认知和进一步的需求信息，调整健康科普信息的内容和传播形式。

（7）有条件的可以同步开展健康体检，加强对多发慢性疾病的早期筛查。以便对未发现的疾病做到早发现、早治疗。

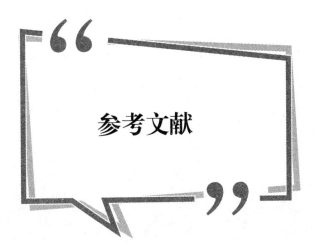

参考文献

[1] 白玥. 我国公众健康知识和健康教育模式需求分析 [J]. 中国健康教育，2007（9）：701-703.

[2] World Health Organization. Shanghai declaration on promoting health in the 2030 Agenda for Sustainable Development[J]. *Health Promot Int*，2017，32（1）：7-8.

[3] 《中国居民健康素养监测报告（2018 年）》发布 [J]. 上海医药，2019，40（17）：33.

[4] 习近平. 为建设世界科技强国而奋斗：在全国科技创新大会、两院院士大会、中国科协第九次全国代表大会上的讲话 [J]. 科协论坛，2016（6）：4-9.

[5] 石国进. 论当代中国的科普困境及其出路 [J]. 长江论坛，2020（5）：72-76.

[6] 习近平 2020 年 9 月 11 日在科学家座谈会上的讲话 [J]. 临床研究，2022，30（7）：18.

[7] 张易. 青年医务工作者在健康科普与宣传模式多样化上的探索 [J]. 活力，2022（15）：82-84.

[8] 刘琳，池志勇. 科学普及工作促进科技服务民生的研究 [J]. 中外企业文化，2021（5）：51-52.

[9] 李思琪，王丽慧. 破解科普事业发展的堵点难点痛点：基于科普相关从业主体的群体调查 [J]. 国家治理，2021（39）：43-48.

[10] 胡明岸，刘密，刘琼，等. 医学科普类公众号的创建必要性及创作思路探析 [J]. 湖南中医杂志，2020，36（3）：120-121，140.

[11] 王丽萍，黄连成，徐红，等. 微信公众号在健康教育与健康促进工作中的应用 [J]. 中国健康教育，2017，33（7）：669-671.

[12] 甘月童. 对 "985 工程" 高校微信公众号的研究 [J]. 青年记者, 2016 (9): 47-49.

[13] 中华人民共和国医师法 [J]. 中华人民共和国全国人民代表大会常务委员会公报, 2021 (6): 1163-1171.

[14] 唐闻佳. 医学脱口秀本质是科普, 说干货 "不带货" [N]. 文汇报, 2022-11-12 (005).

[15] SCHWARZ S, MORELLI G, KUSECEK B, et al. Horizontal versus familial transmission of Helicobacter pylori [J]. *PLoS Pathog*, 2008, 4 (10): e1000180.

[16] ROTHENBACHER D, BODE G, BERG G, et al. Helicobacter pylori among preschool children and their parents: evidence of parent-child transmission [J]. *J Infect Dis*, 1999, 179 (2): 398-402.

[17] KAYALI S, MANFREDI M, GAIANI F, et al. Helicobacter pylori, transmission routes and recurrence of infection: state of the art [J]. *Acta Biomed*, 2018, 89 (8-S): 72-76.

[18] GEBARA E C, FARIA C M, PANNUTI C, et al. Persistence of Helicobacter pylori in the oral cavity after systemic eradication therapy [J]. *J Clin Periodontol*, 2006, 33 (5): 329-333.

[19] ODERDA G, RAPA A, RONCHI B, et al. Detection of Helicobacter pylori in stool specimens by non-invasive antigen enzyme immunoassay in children: multicentre Italian study [J]. *BMJ*, 2000, 320 (7231): 347-348.

[20] HOPKINS R J, VIAL P A, FERRECCIO C, et al. Seroprevalence of Helicobacter pylori in Chile: vegetables may serve as one route of transmission [J]. *J Infect Dis*, 1993, 168 (1): 222-226.

[21] BURUCOA C, AXON A. Epidemiology of Helicobacter pylori infection [J]. *Helicobacter*, 2017, 22 Suppl 1.

[22] FITZGERALD R, SMITH S M. An Overview of Helicobacter pylori Infection [J]. *Methods Mol Biol*, 2021, 2283: 1-14.

[23] ZAMANI M, EBRAHIMTABAR F, ZAMANI V, et al. Systematic review with meta-analysis: the worldwide prevalence of Helicobacter pylori infection[J]. *Aliment Pharmacol Ther*, 2018, 47 (7): 868-876.

[24] O'CONNOR A, O'MORAIN C. Helicobacter pylori infection in Europe: current perspectives[J]. *Expert Rev Gastroenterol Hepatol*, 2013, 7 (6): 541-548.

[25] KRUEGER W S, HILBORN E D, CONVERSE R R et al. Environmental risk factors associated with Helicobacter pylori seroprevalence in the United States: a cross-sectional analysis of NHANES data[J]. *Epidemiol Infect*, 2015, 143 (12): 2520-2531.

[26] INOUE M. Changing epidemiology of Helicobacter pylori in Japan[J]. *Gastric Cancer*, 2017, 20 (Suppl 1): 3-7.

[27] ESHRAGHIAN A. Epidemiology of Helicobacter pylori infection among the healthy population in Iran and countries of the Eastern Mediterranean Region: a systematic review of prevalence and risk factors[J]. *World J Gastroenterol*, 2014, 20 (46): 17618-17625.

[28] LI M, SUN Y, YANG J, et al. Time trends and other sources of variation in Helicobacter pylori infection in mainland China: A systematic review and meta-analysis[J]. *Helicobacter*, 2020, 25 (5): e12729.

[29] SUNG H, FERLAY J, SIEGEL R L, et al. Global Cancer Statistics 2020: GLOBOCAN Estimates of Incidence and Mortality Worldwide for 36 Cancers in 185 Countries[J]. *CA Cancer J Clin*, 2021, 71 (3): 209-249.

[30] ZHOU X Z, LYU N H, ZHU H Y, et al. Large-scale, national, family-based epidemiological study on Helicobacter pylori infection in China: the time to change practice for related disease prevention[J]. *Gut*, 2023, 72(5): 855-869.

[31] HOOI J, LAI W Y, NG W K, et al. Global Prevalence of Helicobacter pylori Infection: Systematic Review and Meta-Analysis[J]. *Gastroenterology*, 2017, 153 (2): 420-429.

[32] NAGY P，JOHANSSON S，MOLLOY-BLAND M. Systematic review of time trends in the prevalence of Helicobacter pylori infection in China and the USA[J]. *Gut Pathog*，2016，8：8.

[33] HU Y，ZHU Y，LU N H. The management of Helicobacter pylori infection and prevention and control of gastric cancer in China. Front Cell Infect Microbiol. 2022 Dec 1;12：1049279. doi：10.3389/fcimb.2022.1049279. PMID：36530421; PMCID：PMC9751207.

[34] HU Y，ZHU Y，LU N H. The management of Helicobacter pylori infection and prevention and control of gastric cancer in China[J]. *Front Cell Infect Microbiol*，2022，12：1049279.

[35] TARKHASHVILI N，CHAKVETADZE N，MEBONIA N，et al. Traditional risk factors for Helicobacter pylori infection not found among patients undergoing diagnostic upper endoscopy-Republic of Georgia，2007-2008[J]. *Int J Infect Dis*，2012，16（9）：e697-e702..

[36] SAQUI-SALCES M，ROCHA-GUTIERREZ B L，BARRIOS-PAYAN J A，et al. Effects of estradiol and progesterone on gastric mucosal response to early Helicobacter pylori infection in female gerbils[J]. *Helicobacter*，2006，11（2）：123-130.

[37] 刘捷，王永红，罗蓉，等. 重庆地区 13C 尿素呼气试验阳性的健康体检人群幽门螺杆菌感染率及相关危险因素分析 [J]. 重庆医科大学学报，2017，42（10）：1358-1362.

[38] 陈荟霖，孙永利. 普洱地区成人幽门螺杆菌感染情况分析 [J]. 世界最新医学信息文摘，2019，19（75）：250，261.

[39] 晁忠，邱晓燕，牛顺平. 克拉玛依地区幽门螺杆菌感染家族聚集性及其社会重视程度调查分析研究 [J]. 世界最新医学信息文摘，2018，18（91）：196-197.

[40] 王小仙，刘伟荣，陈溢，等. 幽门螺杆菌感染治疗对儿童生长发育状态的影响 [J]. 重庆医学，2020，49（18）：3074-3077，3083.

[41] 黎文鸿，李紫薇，汪娜，等. 中国儿童幽门螺杆菌感染现状及其影响因素的 Meta 分析 [J]. 中国全科医学，2022，25（28）：3569-3578.

[42]YUAN C, ADELOYE D, LUK T T, et al. The global prevalence of and factors associated with Helicobacter pylori infection in children: a systematic review and meta-analysis[J]. *Lancet Child Adolesc Health*, 2022, 6 (3): 185-194.

[43]BLASER M J. Hypothesis: the changing relationships of Helicobacter pylori and humans: implications for health and disease[J]. *J Infect Dis*, 1999, 179 (6): 1523-1530.

[44]LEHOURS P, MEGRAUD F. Helicobacter pylori infection and gastric MALT lymphoma[J]. *Rocz Akad Med Bialymst*, 2005, 50: 54-61.

[45]ROMANO M, RICCI V, ZARRILLI R. Mechanisms of disease: Helicobacter pylori-related gastric carcinogenesis—implications for chemoprevention[J]. *Nat Clin Pract Gastroenterol Hepatol*, 2006, 3 (11): 622-632.

[46]den HOLLANDER W J, HOLSTER I L, den HOED C M, et al. Ethnicity is a strong predictor for Helicobacter pylori infection in young women in a multi-ethnic European city[J]. *J Gastroenterol Hepatol*, 2013, 28 (11): 1705-1711.

[47]SIPPONEN P, MAAROOS H I. Chronic gastritis[J]. *Scand J Gastroenterol*, 2015, 50 (6): 657-667.

[48]RUGGE M, GENTA R M. Staging and grading of chronic gastritis[J]. *Hum Pathol*, 2005, 36 (3): 228-233.

[49]CAMILO V, SUGIYAMA T, TOUATI E. Pathogenesis of Helicobacter pylori infection[J]. *Helicobacter*, 2017, 22 Suppl 1.

[50]HYBENOVA M, HRDA P, POTUZNIKOVA B, et al. Lymphocyte proliferative response to Helicobacter pylori antigens in H. pylori-infected patients[J]. *Folia Microbiol (Praha)*, 2010, 55 (6): 649-656.

[51]CHEY W D, LEONTIADIS G I, HOWDEN C W, et al. ACG Clinical Guideline: Treatment of Helicobacter pylori Infection[J]. *Am J Gastroenterol*, 2017, 112 (2): 212-239.

[52]KUIPERS E J, THIJS J C, FESTEN H P. The prevalence of Helicobacter pylori in peptic ulcer disease[J]. *Aliment Pharmacol Ther*, 1995, 9 Suppl 2: 59–69.

[53]HARDBOWER D M, PEEK R J, WILSON K T. At the Bench: Helicobacter pylori, dysregulated host responses, DNA damage, and gastric cancer[J]. *J Leukoc Biol*, 2014, 96（2）: 201–212.

[54]PARKIN D M, BRAY F, FERLAY J, et al. Global cancer statistics, 2002[J]. *CA Cancer J Clin*, 2005, 55（2）: 74–108.

[55]CHOI I J, KOOK M C, KIM Y I, et al. Helicobacter pylori Therapy for the Prevention of Metachronous Gastric Cancer[J]. *N Engl J Med*, 2018, 378（12）: 1085–1095.

[56]CHOI I J, KIM C G, LEE J Y, et al. Family History of Gastric Cancer and Helicobacter pylori Treatment[J]. *N Engl J Med*, 2020, 382（5）: 427–436.

[57]PARK Y M, KIM J H, BAIK S J, et al. Clinical risk assessment for gastric cancer in asymptomatic population after a health check-up: An individualized consideration of the risk factors[J]. *Medicine（Baltimore）*, 2016, 95（44）: e5351.

[58]ASAKA M, KATO M, GRAHAM D Y. Strategy for eliminating gastric cancer in Japan[J]. *Helicobacter*, 2010, 15（6）: 486–490.

[59]ASAKA M. A new approach for elimination of gastric cancer deaths in Japan[J]. *Int J Cancer*, 2013, 132（6）: 1272–1276.

[60]PARSONNET J, HANSEN S, RODRIGUEZ L, et al. Helicobacter pylori infection and gastric lymphoma[J]. *N Engl J Med*, 1994, 330（18）: 1267–1271.

[61]STOLTE M, BAYERDORFFER E, MORGNER A, et al. Helicobacter and gastric MALT lymphoma[J]. *Gut*, 2002, 50 Suppl 3（Suppl 3）: III19–III24.

[62] JUNG K, KIM D H, SEO H I, et al. Efficacy of eradication therapy in Helicobacter pylori-negative gastric mucosa-associated lymphoid tissue lymphoma: A meta-analysis[J]. *Helicobacter*, 2021, 26 (2): e12774.

[63] LEE J Y, KIM S E, PARK S J, et al. Helicobacter pylori infection and iron deficiency in non-elderly adults participating in a health check-up program[J]. *Korean J Intern Med*, 2022, 37 (2): 304-312.

[64] MILMAN N, ROSENSTOCK S, ANDERSEN L, et al. Serum ferritin, hemoglobin, and Helicobacter pylori infection: a seroepidemiologic survey comprising 2794 Danish adults[J]. *Gastroenterology*, 1998, 115 (2): 268-274.

[65] BERG G, BODE G, BLETTNER M, et al. Helicobacter pylori infection and serum ferritin: A population-based study among 1806 adults in Germany[J]. *Am J Gastroenterol*, 2001, 96 (4): 1014-1018.

[66] HUSSON M O, LEGRAND D, SPIK G, et al. Iron acquisition by Helicobacter pylori: importance of human lactoferrin[J]. *Infect Immun*, 1993, 61 (6): 2694-2697.

[67] BARABINO A. Helicobacter pylori-related iron deficiency anemia: a review[J]. *Helicobacter*, 2002, 7 (2): 71-75.

[68] BLECKER U, RENDERS F, LANCIERS S, et al. Syncopes leading to the diagnosis of a Helicobacter pylori positive chronic active haemorrhagic gastritis[J]. *Eur J Pediatr*, 1991, 150 (8): 560-561.

[69] ORTIZ M, ROSADO-CARRION B, BREDY R. Role of Helicobacter pylori infection in Hispanic patients with anemia[J]. *Bol Asoc Med P R*, 2014, 106 (2): 13-18.

[70] SATO Y, YONEYAMA O, AZUMAYA M, et al. The relationship between iron deficiency in patients with Helicobacter pylori-infected nodular gastritis and the serum prohepcidin level[J]. *Helicobacter*, 2015, 20 (1): 11-18.

[71] TAN H J, GOH K L. Extragastrointestinal manifestations of Helicobacter pylori infection: facts or myth? A critical review[J]. *J Dig Dis*, 2012, 13（7）: 342-349.

[72] BOYANOVA L. Role of Helicobacter pylori virulence factors for iron acquisition from gastric epithelial cells of the host and impact on bacterial colonization[J]. *Future Microbiol*, 2011, 6（8）: 843-846.

[73] MUHSEN K, COHEN D. Helicobacter pylori infection and iron stores: a systematic review and meta-analysis[J]. *Helicobacter*, 2008, 13（5）: 323-340.

[74] CAPURSO G, LAHNER E, MARCHEGGIANO A, et al. Involvement of the corporal mucosa and related changes in gastric acid secretion characterize patients with iron deficiency anaemia associated with Helicobacter pylori infection[J]. *Aliment Pharmacol Ther*, 2001, 15（11）: 1753-1761.

[75] GODDARD A F, JAMES M W, MCINTYRE A S, et al. Guidelines for the management of iron deficiency anaemia[J]. *Gut*, 2011, 60（10）: 1309-1316.

[76] MALFERTHEINER P, MEGRAUD F, O'MORAIN C A, et al. Management of Helicobacter pylori infection—the Maastricht IV/ Florence Consensus Report[J]. *Gut*, 2012, 61（5）: 646-664.

[77] COOPER N, GHANIMA W. Immune Thrombocytopenia[J]. *N Engl J Med*, 2019, 381（10）: 945-955.

[78] GASBARRINI A, FRANCESCHI F, TARTAGLIONE R et al. Regression of autoimmune thrombocytopenia after eradication of Helicobacter pylori[J]. *Lancet*, 1998, 352（9131）: 878.

[79] GARCIA P A, VALVERDE DL O J, GIMENEZ S M, et al. [Resolution of an autoimmune thrombocytopenic purpura after eradicating treatment of Helicobacter pylori][J]. *Sangre（Barc）*, 1999, 44（5）: 387-388.

[80] STASI R, SARPATWARI A, SEGAL J B, et al. Effects of eradication of Helicobacter pylori infection in patients with immune thrombocytopenic purpura: a systematic review[J]. *Blood*, 2009, 113（6）: 1231-1240.

[81] LEE A, HONG J, CHUNG H, et al. Helicobacter pylori eradication affects platelet count recovery in immune thrombocytopenia[J]. *Sci Rep*, 2020, 10（1）：9370.

[82] PAPAGIANNAKIS P, MICHALOPOULOS C, PAPALEXI F, et al. The role of Helicobacter pylori infection in hematological disorders[J]. *Eur J Intern Med*, 2013, 24（8）：685-690.

[83] WONG F, RAYNER-HARTLEY E, BYRNE M F. Extraintestinal manifestations of Helicobacter pylori：a concise review[J]. *World J Gastroenterol*, 2014, 20（34）：11950-11961.

[84] NEUNERT C, LIM W, CROWTHER M, et al. The American Society of Hematology 2011 evidence-based practice guideline for immune thrombocytopenia[J]. *Blood*, 2011, 117（16）：4190-4207.

[85] FOCK K M, KATELARIS P, SUGANO K, et al. Second Asia-Pacific Consensus Guidelines for Helicobacter pylori infection[J]. *J Gastroenterol Hepatol*, 2009, 24（10）：1587-1600.

[86] MALFERTHEINER P, SELGRAD M, BORNSCHEIN J. Helicobacter pylori：clinical management[J]. *Curr Opin Gastroenterol*, 2012, 28（6）：608-614.

[87] VANEGAS Y, VISHNU P. Management of Helicobacter pylori in Patients with Immune Thrombocytopenia[J]. *Hamostaseologie*, 2019, 39（3）：279-283.

[88] XIONG L J, TONG Y, WANG Z L, et al. Is Helicobacter pylori infection associated with Henoch-Schonlein purpura in Chinese children? a meta-analysis[J]. *World J Pediatr*, 2012, 8（4）：301-308.

[89] XIONG L J, MAO M. Current views of the relationship between Helicobacter pylori and Henoch-Schonlein purpura in children[J]. *World J Clin Pediatr*, 2016, 5（1）：82-88.

[90] O'CONNOR H J, AXON A T, DIXON M F. Campylobacter-like organisms unusual in type A（pernicious anaemia）gastritis[J]. *Lancet*, 1984, 2（8411）：1091.

[91] STABLER S P. Vitamin B12 deficiency[J]. *N Engl J Med*, 2013, 368(21): 2041-2042.

[92] SARARI A S, FARRAJ M A, HAMOUDI W, et al. Helicobacter pylori, a causative agent of vitamin B12 deficiency[J]. *J Infect Dev Ctries*, 2008, 2 (5): 346-349.

[93] SHUVAL-SUDAI O, GRANOT E. An association between Helicobacter pylori infection and serum vitamin B12 levels in healthy adults[J]. *J Clin Gastroenterol*, 2003, 36 (2): 130-133.

[94] ANNIBALE B, CAPURSO G, DELLE F G. Consequences of Helicobacter pylori infection on the absorption of micronutrients[J]. *Dig Liver Dis*, 2002, 34 Suppl 2: S72-S77.

[95] MARGINEAN C O, MELIT L E, SASARAN M O. Traditional and Modern Diagnostic Approaches in Diagnosing Pediatric Helicobacter pylori Infection[J]. *Children* (*Basel*), 2022, 9 (7).

[96] CLAEYS D, FALLER G, APPELMELK B J, et al. The gastric H+, K+-ATPase is a major autoantigen in chronic Helicobacter pylori gastritis with body mucosa atrophy[J]. *Gastroenterology*, 1998, 115 (2): 340-347.

[97] FRANCESCHI F, ANNALISA T, TERESA D R, et al. Role of Helicobacter pylori infection on nutrition and metabolism[J]. *World J Gastroenterol*, 2014, 20 (36): 12809-12817.

[98] DADASHI M, HAJIKHANI B, GHAZI M, et al. The global prevalence of Chlamydia pneumoniae, Helicobacter pylori, Cytomegalovirus and Herpes simplex virus in patients with coronary artery disease: A systematic review and meta-analysis[J]. *Microb Pathog*, 2021, 152: 104572.

[99] DOHEIM M F, ALTAWEEL A A, ELGENDY M G, et al. Association between Helicobacter pylori infection and stroke: a meta-analysis of 273, 135 patients[J]. *J Neurol*, 2021, 268 (9): 3238-3248.

[100] WANG B, YU M, ZHANG R, et al. A meta-analysis of the association between Helicobacter pylori infection and risk of atherosclerotic cardiovascular disease[J]. *Helicobacter*, 2020, 25 (6): e12761.

[101] HUANG M, ZHU L, JIN Y, et al. Association between Helicobacter Pylori Infection and Systemic Arterial Hypertension: A Meta-Analysis[J]. *Arq Bras Cardiol*, 2021, 117 (4): 626-636.

[102] FANG Y, XIE H, FAN C. Association of hypertension with Helicobacter pylori: A systematic review and meta-analysis[J]. *PLoS One*, 2022, 17 (5): e268686.

[103] FRANCESCHI F, NICCOLI G, FERRANTE G, et al. CagA antigen of Helicobacter pylori and coronary instability: insight from a clinico-pathological study and a meta-analysis of 4241 cases[J]. *Atherosclerosis*, 2009, 202 (2): 535-542.

[104] FANG Y, FAN C, XIE H. Effect of Helicobacter pylori infection on the risk of acute coronary syndrome: A systematic review and meta-analysis[J]. *Medicine (Baltimore)*, 2019, 98 (50): e18348.

[105] RAHMANI Y, MOHAMMADI S, KARIM H, et al. Association of Helicobacter pylori and Coronary heart disease in Iran: A meta-analysis[J]. *Med J Islam Repub Iran*, 2018, 32: 73.

[106] KEIKHA M, KARBALAEI M. A Comprehensive Survey of the Relationship between Helicobacter pylori Infection and Atherosclerosis in the Iranian Population: A Systematic Review and Meta-analysis[J]. *Arch Iran Med*, 2022, 25 (4): 257-266.

[107] SHI H, LI Y, DONG C, et al. Helicobacter pylori infection and the progression of atherosclerosis: A systematic review and meta-analysis[J]. *Helicobacter*, 2022, 27 (1): e12865.

[108] WANG X, HE Q, JIN D, et al. Association between Helicobacter pylori infection and subclinical atherosclerosis: A systematic review and meta-analysis[J]. *Medicine (Baltimore)*, 2021, 100 (46): e27840.

[109] MEADE T W, MELLOWS S, BROZOVIC M, et al. Haemostatic function and ischaemic heart disease: principal results of the Northwick Park Heart Study[J]. *Lancet*, 1986, 2 (8506): 533-537.

[110] FAGOONEE S, De ANGELIS C, ELIA C, et al. Potential link between Helicobacter pylori and ischemic heart disease: does the bacterium elicit thrombosis?[J]. *Minerva Med*, 2010, 101（2）: 121-125.

[111] RAHMANI Y, MOHAMMADI S, BABANEJAD M, et al. Association of Helicobacter Pylori with Presence of Myocardial Infarction in Iran: A Systematic Review and Meta-Analysis[J]. *Ethiop J Health Sci*, 2017, 27（4）: 433-440.

[112] DOBBS R J, DOBBS S M, WELLER C, et al. Helicobacter hypothesis for idiopathic parkinsonism: before and beyond[J]. *Helicobacter*, 2008, 13（5）: 309-322.

[113] TAN A H, MAHADEVA S, MARRAS C, et al. Helicobacter pylori infection is associated with worse severity of Parkinson's disease[J]. *Parkinsonism Relat Disord*, 2015, 21（3）: 221-225.

[114] BAJ J, FORMA A, FLIEGER W, et al. Helicobacter pylori Infection and Extragastric Diseases-A Focus on the Central Nervous System[J]. *Cells*, 2021, 10（9）.

[115] GAVALAS E, KOUNTOURAS J, BOZIKI M, et al. Relationship between Helicobacter pylori infection and multiple sclerosis[J]. *Ann Gastroenterol*, 2015, 28（3）: 353-356.

[116] GERGES S E, ALOSH T K, KHALIL S H, et al. Relevance of Helicobacter pylori infection in Egyptian multiple sclerosis patients[J]. *Egypt J Neurol Psychiatr Neurosurg*, 2018, 54（1）: 41.

[117] VITALE G, BARBARO F, IANIRO G, et al. Nutritional aspects of Helicobacter pylori infection[J]. *Minerva Gastroenterol Dietol*, 2011, 57（4）: 369-377.

[118] GONI E, FRANCESCHI F. Helicobacter pylori and extragastric diseases[J]. *Helicobacter*, 2016, 21 Suppl 1: 45-48.

[119] CHANG Y P, CHIU G F, KUO F C, et al. Eradication of Helicobacter pylori Is Associated with the Progression of Dementia: A Population-Based Study[J]. *Gastroenterol Res Pract*, 2013, 2013: 175729.

[120] SANTOS C Y, SNYDER P J, WU W C, et al. Pathophysiologic relationship between Alzheimer's disease, cerebrovascular disease, and cardiovascular risk: A review and synthesis[J]. *Alzheimers Dement (Amst)*, 2017, 7: 69–87.

[121] DOULBERIS M, KOTRONIS G, GIALAMPRINOU D, et al. Alzheimer's disease and gastrointestinal microbiota; impact of Helicobacter pylori infection involvement[J]. *Int J Neurosci*, 2021, 131 (3): 289–301.

[122] FRANCESCHI F, OJETTI V, CANDELLI M, et al. Microbes and Alzheimer'disease: lessons from H. pylori and GUT microbiota[J]. *Eur Rev Med Pharmacol Sci*, 2019, 23 (1): 426–430.

[123] FU P, GAO M, YUNG K. Association of Intestinal Disorders with Parkinson's Disease and Alzheimer's Disease: A Systematic Review and Meta-Analysis[J]. *ACS Chem Neurosci*, 2020, 11 (3): 395–405.

[124] NASIF W A, MUKHTAR M H, NOUR E M, et al. Oxidative DNA damage and oxidized low density lipoprotein in Type II diabetes mellitus among patients with Helicobacter pylori infection[J]. *Diabetol Metab Syndr*, 2016, 8: 34.

[125] SHI Y, DUAN J Y, LIU D W, et al. Helicobacter pylori Infection is Associated with Occurrence of Proteinuria in Type 2 Diabetes Patients: A Systemic Review and Meta-Analysis[J]. *Chin Med J (Engl)*, 2018, 131 (22): 2734–2740.

[126] HOSSEININASAB N S, NABAVI A. The Interaction of Helicobacter pylori Infection and Type 2 Diabetes Mellitus[J]. *Adv Biomed Res*, 2019, 8: 15.

[127] YANG Y J, WU C T, OU H Y, et al. Male non-insulin users with type 2 diabetes mellitus are predisposed to gastric corpus-predominant inflammation after H. pylori infection[J]. *J Biomed Sci*, 2017, 24 (1): 82.

[128] KATO M, TODA A, YAMAMOTO-HONDA R, et al. Association between Helicobacter pylori infection, eradication and diabetes mellitus[J]. *J Diabetes Investig*, 2019, 10（5）: 1341-1346.

[129] WATANABE J, HAMASAKI M, KOTANI K. The Effect of Helicobacter pylori Eradication on Lipid Levels: A Meta-Analysis[J]. *J Clin Med*, 2021, 10（5）.

[130] UPALA S, SANGUANKEO A, SALEEM S A, et al. Effects of Helicobacter pylori eradication on insulin resistance and metabolic parameters: a systematic review and meta-analysis[J]. *Eur J Gastroenterol Hepatol*, 2017, 29（2）: 153-159.

[131] UPALA S, JARUVONGVANICH V, RIANGWIWAT T, et al. Association between Helicobacter pylori infection and metabolic syndrome: a systematic review and meta-analysis[J]. *J Dig Dis*, 2016, 17（7）: 433-440.

[132] BARADARAN A, DEHGHANBANADAKI H, NADERPOUR S, et al. The association between Helicobacter pylori and obesity: a systematic review and meta-analysis of case-control studies[J]. *Clin Diabetes Endocrinol*, 2021, 7（1）: 15.

[133] KOUITCHEU M L, NOUNDJEU N M, LEUNDJI H. Helicobacter pylori infection, a risk factor for Type 2 diabetes mellitus: a hospital-based cross-sectional study among dyspeptic patients in Douala-Cameroon[J]. *Sci Rep*, 2020, 10（1）: 12141.

[134] TSAY F W, HSU P I. H. pylori infection and extra-gastroduodenal diseases[J]. *J Biomed Sci*, 2018, 25（1）: 65.

[135] KIM T J, SINN D H, MIN Y W, et al. A cohort study on Helicobacter pylori infection associated with nonalcoholic fatty liver disease[J]. *J Gastroenterol*, 2017, 52（11）: 1201-1210.

[136] POLYZOS S A, KOUNTOURAS J, PAPATHEODOROU A, et al. Helicobacter pylori infection in patients with nonalcoholic fatty liver disease[J]. *Metabolism*, 2013, 62（1）: 121-126.

[137] WIJARNPREECHA K, THONGPRAYOON C, PANJAWATANAN P, et al. Helicobacter pylori and Risk of Nonalcoholic Fatty Liver Disease: A Systematic Review and Meta-analysis[J]. *J Clin Gastroenterol*, 2018, 52（5）: 386-391.

[138] FUKUDA Y, BAMBA H, OKUI M, et al. Helicobacter pylori infection increases mucosal permeability of the stomach and intestine[J]. *Digestion*, 2001, 63 Suppl 1: 93-96.

[139] SUMIDA Y, KANEMASA K, IMAI S, et al. Helicobacter pylori infection might have a potential role in hepatocyte ballooning in nonalcoholic fatty liver disease[J]. *J Gastroenterol*, 2015, 50（9）: 996-1004.

[140] BASSO D, PLEBANI M, KUSTERS J G. Pathogenesis of Helicobacter pylori infection[J]. *Helicobacter*, 2010, 15 Suppl 1: 14-20.

[141] HOTAMISLIGIL G S, PERALDI P, BUDAVARI A, et al. IRS-1-mediated inhibition of insulin receptor tyrosine kinase activity in TNF-alpha- and obesity-induced insulin resistance[J]. *Science*, 1996, 271（5249）: 665-668.

[142] GRAVINA A G, ZAGARI R M, De MUSIS C, et al. Helicobacter pylori and extragastric diseases: A review[J]. *World J Gastroenterol*, 2018, 24（29）: 3204-3221.

[143] ARGENZIANO G, DONNARUMMA G, IOVENE M R, et al. Incidence of anti-Helicobacter pylori and anti-CagA antibodies in rosacea patients[J]. *Int J Dermatol*, 2003, 42（8）: 601-604.

[144] EL-KHALAWANY M, MAHMOUD A, MOSBEH A S, et al. Role of Helicobacter pylori in common rosacea subtypes: a genotypic comparative study of Egyptian patients[J]. *J Dermatol*, 2012, 39（12）: 989-995.

[145] QAYOOM S, AHMAD Q M. Psoriasis and Helicobacter pylori[J]. *Indian J Dermatol Venereol Leprol*, 2003, 69（2）: 133-134.

[146] MESQUITA P M, DIOGO A F, JORGE M T, et al. Relationship of Helicobacter pylori seroprevalence with the occurrence and severity of psoriasis[J]. *An Bras Dermatol*, 2017, 92（1）: 52-57.

[147] MESQUITA P, DIOGO A F, JORGE M T, et al. Comment on Helicobacter pylori seroprevalence and the occurrence and severity of psoriasis - Reply[J]. *An Bras Dermatol*, 2017, 92（4）: 585.

[148] ONSUN N, ARDA U H, SU O, et al. Impact of Helicobacter pylori infection on severity of psoriasis and response to treatment[J]. *Eur J Dermatol*, 2012, 22（1）: 117-120.

[149] HIZAL M, TUZUN B, WOLF R, et al. The relationship between Helicobacter pylori IgG antibody and autologous serum test in chronic urticaria[J]. *Int J Dermatol*, 2000, 39（6）: 443-445.

[150] GALADARI I H, SHERIFF M O. The role of Helicobacter pylori in urticaria and atopic dermatitis[J]. *Skinmed*, 2006, 5（4）: 172-176.

[151] CAMPANATI A, GESUITA R, GIANNONI M, et al. Role of small intestinal bacterial overgrowth and Helicobacter pylori infection in chronic spontaneous urticaria: a prospective analysis[J]. *Acta Derm Venereol*, 2013, 93（2）: 161-164.

[152] YOSHIMASU T, FURUKAWA F. Eradication therapy for urticaria with high titers of anti H. pylori IgG antibody[J]. *Allergol Int*, 2014, 63（1）: 37-40.

[153] LJUBOJEVIC S, LIPOZENCIC J. Autoimmune bullous diseases associations[J]. *Clin Dermatol*, 2012, 30（1）: 17-33.

[154] MAGEN E, DELGADO J S. Helicobacter pylori and skin autoimmune diseases[J]. *World J Gastroenterol*, 2014, 20（6）: 1510-1516.

[155] SAGI L, BAUM S, AGMON-LEVIN N, et al. Autoimmune bullous diseases the spectrum of infectious agent antibodies and review of the literature[J]. *Autoimmun Rev*, 2011, 10（9）: 527-535.

[156] MORTAZAVI H, HEJAZI P, KHAMESIPOUR A, et al. Frequency of seropositivity against infectious agents amongst pemphigus vulgaris patients: a case-control study on Strongyloides stercoralis, Helicobacter

pylori, Toxoplasma gondii, Leishmania major, and Epstein-Barr virus[J]. *Int J Dermatol*, 2015, 54 (11) : e458-e465.

[157] NOVAK J, SZEKANECZ Z, SEBESI J, et al. Elevated levels of anti-Helicobacter pylori antibodies in Henoch-Schonlein purpura[J]. *Autoimmunity*, 2003, 36 (5) : 307-311.

[158] GRIVCEVA-PANOVSKA V, GRIVCEVA S K, SERAFIMOSKI V. Henoch-Schonlein purpura in an adult patient: extragastric, cutaneous manifestation of Helicobacter pylori infection[J]. *Prilozi*, 2008, 29 (1) : 291-301.

[159] HOSHINO C. Adult onset Schonlein-Henoch purpura associated with Helicobacter pylori infection[J]. *Intern Med*, 2009, 48 (10) : 847-851.

[160] ZENG J, LIU H, LIU X, et al. The Relationship Between Helicobacter pylori Infection and Open-Angle Glaucoma: A Meta-Analysis[J]. *Invest Ophthalmol Vis Sci*, 2015, 56 (9) : 5238-5245.

[161] TESTERMAN T L, MORRIS J. Beyond the stomach: an updated view of Helicobacter pylori pathogenesis, diagnosis, and treatment[J]. *World J Gastroenterol*, 2014, 20 (36) : 12781-12808.

[162] CASELLA A M, BERBEL R F, BRESSANIM G L, et al. Helicobacter pylori as a potential target for the treatment of central serous chorioretinopathy[J]. *Clinics (Sao Paulo)*, 2012, 67 (9) : 1047-1052.

[163] COTTICELLI L, BORRELLI M, D'ALESSIO AC, et al. Central serous chorioretinopathy and Helicobacter pylori[J]. *Eur J Ophthalmol*, 2006, 16 (2) : 274-278.

[164] RAHBANI-NOBAR M B, JAVADZADEH A, GHOJAZADEH L, et al. The effect of Helicobacter pylori treatment on remission of idiopathic central serous chorioretinopathy[J]. *Mol Vis*, 2011, 17: 99-103.

[165] DANG Y, MU Y, ZHAO M, et al. The effect of eradicating Helicobacter pylori on idiopathic central serous chorioretinopathy patients[J]. *Ther Clin Risk Manag*, 2013, 9: 355-360.

[166] ZAVOLOKA O, BEZDITKO P, LAHORZHEVSKA I, et al. Clinical efficiency of Helicobacter pylori eradication in the treatment of patients with acute central serous chorioretinopathy[J]. *Graefes Arch Clin Exp Ophthalmol*, 2016, 254（9）: 1737-1742.

[167] ETCHEGARAY-MORALES I, JIMENEZ-HERRERA E A, MENDOZA-PINTO C, et al. Helicobacter pylori and its association with autoimmune diseases: systemic lupus erythematosus, rheumatoid arthritis and Sjogren syndrome[J]. J *Transl Autoimmun*, 2021, 4: 100135.

[168] ARAGONA P, MAGAZZU G, MACCHIA G, et al. Presence of antibodies against Helicobacter pylori and its heat-shock protein 60 in the serum of patients with Sjogren's syndrome[J]. *J Rheumatol*, 1999, 26（6）: 1306-1311.

[169] SHOWJI Y, NOZAWA R, SATO K, et al. Seroprevalence of Helicobacter pylori infection in patients with connective tissue diseases[J]. *Microbiol Immunol*, 1996, 40（7）: 499-503.

[170] SAGHAFI M, ABDOLAHI N, ORANG R, et al. *Helicobacter Pylori* infection in Sjogren's Syndrome: Co-incidence or Causality?[J]. *Curr Rheumatol Rev*, 2019, 15（3）: 238-241.

[171] EL MY, BADDOUR M, AHMED I, et al. Sjogren's syndrome: concomitant H. pylori infection and possible correlation with clinical parameters[J]. *Joint Bone Spine*, 2005, 72（2）: 135-141.

[172] GASBARRINI A, MASSARI I, SERRICCHIO M, et al. Helicobacter pylori eradication ameliorates primary Raynaud's phenomenon[J]. *Dig Dis Sci*, 1998, 43（8）: 1641-1645.

[173] SULLI A, SERIOLO B, SAVARINO V, et al. Lack of correlation between gastric Helicobacter pylori infection and primary or secondary Raynaud's phenomenon in patients with systemic sclerosis[J]. *J Rheumatol*, 2000, 27（7）: 1820-1821.

[174] KALABAY L, FEKETE B, CZIRJAK L, et al. Helicobacter pylori infection in connective tissue disorders is associated with high levels

of antibodies to mycobacterial hsp65 but not to human hsp60[J].
Helicobacter, 2002, 7（4）：250-256.

[175] RADIC M. Role of Helicobacter pylori infection in autoimmune systemic rheumatic diseases[J]. *World J Gastroenterol*, 2014, 20（36）：12839-12846.

[176] WARREN J R, MARSHALL B. Unidentified curved bacilli on gastric epithelium in active chronic gastritis[J]. *Lancet*, 1983, 1（8336）：1273-1275.

[177] YAMANAKA K, MIYATANI H, YOSHIDA Y, et al. Malignant transformation of a gastric hyperplastic polyp in a context of Helicobacter pylori-negative autoimmune gastritis: a case report[J]. *BMC Gastroenterol*, 2016, 16（1）：130.

[178] ZHANG R G, DUAN G C, FAN Q T, et al. Role of Helicobacter pylori infection in pathogenesis of gastric carcinoma[J]. *World J Gastrointest Pathophysiol*, 2016, 7（1）：97-107.

[179] KUO C H, WU D C, LU C Y, et al. The media of rapid urease test influence the diagnosis of Helicobacter pylori[J]. *Hepatogastroenterology*, 2002, 49（47）：1191-1194.

[180] 严英，钱利生，王文风. 快速诊断幽门螺杆菌感染的研究 [J]. 复旦学报（医学版），2002（5）：410-413.

[181] 林昌平，黄德周，吕扬勋，等. 幽门螺杆菌粪便抗原检测的临床意义 [J]. 温州医学院学报，2003, 33（4）：256-257.

[182] INOUE M. Changing epidemiology of Helicobacter pylori in Japan[J]. *Gastric Cancer*, 2017, 20（Suppl 1）：3-7.

[183] ZHANG M, ZHOU Y Z, LI X Y, et al. Seroepidemiology of Helicobacter pylori infection in elderly people in the Beijing region, China[J]. *World J Gastroenterol*, 2014, 20（13）：3635-3639.

[184] ZHANG Y, LI J X. Investigation of current infection with Helicobacter pylori in children with gastrointestinal symptoms[J]. *Zhongguo Dang Dai Er Ke Za Zhi*, 2012, 14（9）：675-677.

[185] OKUDA M, MIYASHIRO E, BOOKA M, et al. Helicobacter pylori colonization in the first 3 years of life in Japanese children[J]. *Helicobacter*, 2007, 12（4）: 324-327.

[186] TESTERMAN T L, MORRIS J. Beyond the stomach: an updated view of Helicobacter pylori pathogenesis, diagnosis, and treatment[J]. *World J Gastroenterol*, 2014, 20（36）: 12781-12808.

[187] TESTERMAN T L, MORRIS J. Beyond the stomach: an updated view of Helicobacter pylori pathogenesis, diagnosis, and treatment[J].*World J Gastroenterol*, 2014, 20（36）: 12781- 12808.

[188] NIV Y. H pylori recurrence after successful eradication[J]. *World J Gastroenterol*, 2008, 14（10）: 1477-1478.

[189] OSAKI T, KONNO M, YONEZAWA H, et al. Analysis of intra-familial transmission of Helicobacter pylori in Japanese families[J]. *J Med Microbiol*, 2015, 64（1）: 67-73.

[190] LINZ B, WINDSOR H M, GAJEWSKI J P, et al. Helicobacter pylori genomic microevolution during naturally occurring transmission between adults[J]. *PLoS One*, 2013, 8（12）: e82187.

[191] TTOMLINSON M S, BOMMARITO P A, MARTIN E M, et al. Microorganisms in the human placenta are associated with altered CpG methylation of immune and inflammation-related genes[J]. *PLoS One*, 2017, 12（12）: e188664.

[192] URITA Y, WATANABE T, KAWAGOE N, et al. Role of infected grandmothers in transmission of Helicobacter pylori to children in a Japanese rural town[J]. *J Paediatr Child Health*, 2013, 49（5）: 394-398.

[193] BUI D, BROWN H E, HARRIS R B, et al. Serologic Evidence for Fecal-Oral Transmission of Helicobacter pylori[J]. *Am J Trop Med Hyg*, 2016, 94（1）: 82-88.

[194] CHEN L K, HWANG S J, WU T C, et al. Helicobacter pylori and hepatitis A virus infection in school-aged children on two isolated neighborhood

islands in Taiwan[J]. *Helicobacter*, 2003, 8（3）: 168-172.

[195] HOOI J, LAI W Y, NG W K, et al. Global prevalence of Helicobacter Pylori infection: systematic review and meta-analysis[J]. *Gastroenterology*, 2017, 153（2）: 420-429.

[196] ABEBAW W, KIBRET M, ABERA B. Prevalence and risk factors of H. pylori from dyspeptic patients in northwest Ethiopia: a hospital based cross-sectional study[J]. *Asian Pac J Cancer Prev*, 2014, 15（11）: 4459-4463.

[197] LASZEWICZ W, IWANCZAK F, IWANCZAK B. Seroprevalence of Helicobacter pylori infection in Polish children and adults depending on socioeconomic status and living conditions[J]. *Adv Med Sci*, 2014, 59（1）: 147-150.

[198] SINGH S, JHA HC. Status of epstein-barr virus coinfection with Helicobacter pylori in gastric cancer[J]. *J Oncol*, 2017, 2017: 3456264.

[199] KRUEGER W S, HILBORN E D, CONVERSE R R, et al. Environmental risk factors associated with Helicobacter pylori seroprevalence in the United States: a cross-sectional analysis of NHANES data[J]. *Epidemiol Infect*, 2015, 143（12）: 2520-2531.

[200] SAEIDI E, SHEIKHSHAHROKH A. vacA genotype status of Helicobacter pylori isolated from foods with animal origin[J]. *Biomed Res Int*, 2016, 2016: 8701067.

[201] MOMTAZ H, DABIRI H, SOUOD N, et al. Study of Helicobacter pylori genotype status in cows, sheep, goats and human beings[J]. *BMC Gastroenterol*, 2014, 14（1）: 61.

[202] TURUTOGLU H, MUDUL S. Investigation of Helicobacter pylori in raw sheep milk samples[J]. *J Vet Med B Infect Dis Vet Public Health*, 2002, 49（6）: 308-309.

[203] NAKAYAMA M, HISATSUNE J, YAMASAKI E, et al. Helicobacter pylori VacA-induced inhibition of GSK3 through the PI3K/Akt signaling pathway[J]. *J Biol Chem*, 2009, 284（3）: 1612-1619.

[204] de BERNARD M, CAPPON A, DEL G G, et al. The multiple cellular activities of the VacA cytotoxin of Helicobacter pylori[J]. *Int J Med Microbiol*, 2004, 293（7-8）: 589-597.

[205] D'ELIOS M M, MONTECUCCO C, de BERNARD M. VacA and HP-NAP, Ying and Yang of Helicobacter pylori-associated gastric inflammation[J]. *Clin Chim Acta*, 2007, 381（1）: 32-38.

[206] 陆为民, 沈洪, 严士海, 等. 益气清热方及其拆方的兔含药血清对Ⅰ型幽门螺杆菌致 GES-1 细胞凋亡的影响 [J]. 世界华人消化杂志, 2008（27）: 3026-3030.

[207] SUZUKI M, MIMURO H, KIGA K, et al. Helicobacter pylori CagA phosphorylation-independent function in epithelial proliferation and inflammation[J]. *Cell Host Microbe*, 2009, 5（1）: 23-34.

[208] PLUMMER M, van DOORN L J, FRANCESCHI S, et al. Helicobacter pylori cytotoxin-associated genotype and gastric precancerous lesions[J]. *J Natl Cancer Inst*, 2007, 99（17）: 1328-1334.

[209] SCHNELLER J, GUPTA R, MUSTAFA J, et al. Helicobacter pylori infection is associated with a high incidence of intestinal metaplasia in the gastric mucosa of patients at inner-city hospitals in New York[J]. *Dig Dis Sci*, 2006, 51（10）: 1801-1809.

[210] 程平. 幽门螺杆菌毒素蛋白 Tipα 对人胃黏膜上皮细胞系 GES-1 的影响 [D]. 南京: 南京医科大学, 2008.

[211] 朱宝, 袁航, 奚惠芳, 等. 幽门螺杆菌感染性胃炎患者胃黏膜组织 CagA 表达与其培养液中 IL-6、IL-8 及 CRP 水平的变化 [J]. 中华医院感染学杂志, 2011, 21（2）: 236-238.

[212] 郭佳鹤, 孙瑜, 温晓晔. IL-10 与消化性溃疡患者幽门螺杆菌感染的关系 [J]. 中国实验诊断学, 2008, 12（11）: 1381-1382.

[213] 童明宏, 孙晨光, 贺士平. 幽门螺杆菌感染患者血清 IL-8 和 TNFα 的水平变化及临床意义探讨 [J]. 检验医学, 2004, 19（2）: 106-108.

[214] 岳俊杰, 谭明峰, 李北平, 等. 幽门螺杆菌 TNF-α 诱导蛋白的生物信息学分析 [J]. 计算机与应用化学, 2009, 26（1）: 17-20.

[215] 刘倩，张学智 . 幽门螺杆菌感染治疗策略探讨 [J]. 医学争鸣，2017，8（4）：58-61，65.

[216] 王苋，张会芹，张国平，等 . 公共场所从业人员幽门螺杆菌感染调查分析 [J]. 中国卫生检验杂志，2009，19（1）：179-181.

[217] COVENTRY B J，MORTON J. CD1a-positive infiltrating-dendritic cell density and 5-year survival from human breast cancer[J]. *Br J Cancer*，2003，89（3）：533-538.

[218] CARVALHO J F，OLIVEIRA E E，FRANCELINO B L，et al. Development of a magnetic system for the treatment of Helicobacter pylori infections[J]. *Journal of Magnetism and Magnetic Materials*，2009，321（10）：1566-1570.

[219] BARDONNET P L，FAIVRE V，BOULLANGER P，et al. Pre-formulation of liposomes against Helicobacter pylori：characterization and interaction with the bacteria[J]. *Eur J Pharm Biopharm*，2008，69（3）：908-922.

[220] RAJINIKANTH P S，BALASUBRAMANIAM J，MISHRA B. Development and evaluation of a novel floating in situ gelling system of amoxicillin for eradication of Helicobacter pylori[J]. *Int J Pharm*，2007，335（1-2）：114-122.

[221] LIN Y H，CHANG C H，WU Y S，et al. Development of pH-responsive chitosan/heparin nanoparticles for stomach-specific anti-Helicobacter pylori therapy[J]. *Biomaterials*，2009，30（19）：3332-3342.

[222] 邹全明 . 幽门螺杆菌疫苗 [J]. 科技导报，2016，34（13）：31-39.

[223] 邹全明 . 新型疫苗研究方兴未艾 [J]. 中国医药科学，2011，1（2）：14-15.

[224] MOSS S F，MOISE L，LEE D S，et al. HelicoVax：epitope-based therapeutic Helicobacter pylori vaccination in a mouse model[J]. *Vaccine*，2011，29（11）：2085-2091.

[225] 杜娟 . 护理干预对幽门螺杆菌患者服药依从性的影响 [J]. 临床医药文献电子杂志，2017，4（60）：11787-11788.

[226] 王秀波，黄英．综合护理干预对消化性溃疡患者幽门螺旋杆菌根除率与生活质量的影响 [J]．海南医学，2016，27（13）：2235-2236.

[227] 高晓侠，张娟．循证护理在幽门螺杆菌阳性患者治疗中的应用价值分析 [J]．现代医学与健康研究电子杂志，2017，1（4）：116.

[228] 张利荣，田晓娟，王艳慧，等．基于跨理论模型的护理教育对幽门螺杆菌清除率的影响 [J]．中国卫生标准管理，2017，8（12）：139-142.

[229] 秦娟文，郑超伟，石丹梅，等．中医综合护理配合标准三联疗法对幽门螺杆菌根除率的影响 [J]．护理研究，2017，31（28）：3564-3566.

[230] 林娟，李园，王丽媛，等．循证护理对老年幽门螺旋杆菌感染患者疗效的影响 [J]．中华医院感染学杂志，2017，27（23）：5498-5500，5508.

[231] WANGDA S，RICHTER J M，KUENZANG P，et al. Epidemiology of Helicobacter pylori infection in asymptomatic schoolchildren in Bhutan[J]. *Helicobacter*，2017，22（6）.

[232] 梁冠峰，张万岱，黄继梅，等．广东农村家庭幽门螺杆菌感染的血清流行病学调查 [J]．中华流行病学杂志，1995（1）：60-61.

[233] 陈为，曾志荣，彭仲生，等．胃癌高、低发区人群中幽门螺杆菌感染儿童抗 CagA 抗体的比较 [J]．广州医学院学报，2000（1）：20-23.

[234] 丁云菲，李安明．幽门螺杆菌研究进展 [J]．应用与环境生物学报，1999（5）：537-545.

[235] 许亮文，邹立人，任国平．生活习惯与幽门螺杆菌感染关系的研究 [J]．中国行为医学科学，1997（1）：57-59.

[236] MEYER B，WERTH B，BEGLINGER C，et al. Helicobacter pylori infection in healthy people：a dynamic process?[J]. *Gut*，1991，32（4）：347-350.

[237] 刘集鸿，许岸高，谭潇莹，等．惠州地区幽门螺杆菌感染流行病学调查 [J]．广东医学，1999，20（2）：139-140.

[238] 陈灏珠，李宗明．内科学 [M]．4 版．北京：人民卫生出版社，1997.

[239] LANGENBERG W, RAUWS E A, OUDBIER J H, et al. Patient-to-patient transmission of Campylobacter pylori infection by fiberoptic gastroduodenoscopy and biopsy[J]. *J Infect Dis*, 1990, 161（3）: 507-511.

[240] MITCHELL H M, LEE A, CARRICK J. Increased incidence of Campylobacter pylori infection in gastroenterologists: further evidence to support person-to-person transmission of C. pylori[J]. *Scand J Gastroenterol*, 1989, 24（4）: 396-400.

[241] 周平，范学工，邓世林. 医务人员幽门螺杆菌感染的血清流行病学调查[J]. 湖南医科大学学报，2000，25（4）: 341.

[242] 陈发明，孙海花，刘民，等. 口腔卫生与慢性胃炎关系的临床研究[J]. 口腔医学纵横，2001（2）: 137-138.

[243] NGUYEN A M, EL-ZAATARI F A, GRAHAM D Y. Helicobacter pylori in the oral cavity. A critical review of the literature[J]. *Oral Surgery, Oral Medicine, Oral Pathology, Oral Radiology and Endodontics*, 1995, 79（6）: 705-709.

[244] SHANKARAN K. Helicobacter pylori in Dental Plaque[J]. *Journal of Clinical Gastroenterology*, 1995, 21（2）: 82-84.

[245] COSTAS M, OWEN R J, BICKLEY J, et al. Molecular techniques for studying the epidemiology of infection by Helicobacter pylori[J]. *Scand J Gastroenterol Suppl*, 1991, 26（sup181）: 20-32.

[246] 刘文忠，谢勇，陆红，等. 第五次全国幽门螺杆菌感染处理共识报告[J]. 中国实用内科杂志，2017，37（6）: 509-524.

[247] 段华容，翟玉荣，付强强. 抗幽门螺杆菌药物的临床研究进展[J]. 现代临床医学，2017，43（6）: 406-409.

[248] FALLONE C A, CHIBA N, van ZANTEN S V, et al. The toronto consensus for the treatment of Helicobacter pylori infection in adults[J]. *Gastroenterology*, 2016, 151（1）: 51-69.

[249] HOWDEN C W, LEONTIADIS G I, MOSS S F, et al. ACG clinical guideline: treatment of Helicobacter pylori infection[J]. *American Journal of Gastroenterology*, 2018, 113（7）: 1102.

[250] MALFERTHEINER P, MEGRAUD F, ROKKAS T, et al. Management of Helicobacter pylori infection: the Maastricht VI/Florence consensus report[J]. Gut, 2012, 61 (5): 646-664.

[251] KO S W, KIM Y J, CHUNG W C, et al. Bismuth supplements as the first-line regimen for Helicobacter pylori eradication therapy: Systemic review and meta-analysis[J]. Helicobacter, 2019, 24 (2): e12565.

[252] LIOU J M, MALFERTHEINER P, LEE Y C, et al. Screening and eradication of Helicobacter pylori for gastric cancer prevention: the Taipei global consensus[J]. Gut, 2020, 69 (12): 2093-2112.

[253] ECHIZEN H. The First-in-class potassium-competitive acid blocker, vonoprazan fumarate: pharmacokinetic and pharmacodynamic considerations[J]. Clin Pharmacokinet, 2016, 55 (4): 409-418.

[254] OUYANG Y, ZHANG W, HE C, et al. Susceptibility-guided therapy vs. bismuth-containing quadruple therapy as the first-line treatment for Helicobacter pylori infection: a systematic review and meta-analysis[J]. Front Med (Lausanne), 2022, 9: 844915.

[255] 上海国家消化系统疾病临床医学研究中心, 国家消化道早癌防治中心联盟, 中华医学会消化病学分会幽门螺杆菌学组, 等. 中国幽门螺杆菌根除与胃癌防控的专家共识意见 (2019年, 上海) [J]. 中华健康管理学杂志, 2019, 13 (4): 285-291.

[256] 刘文忠. "第五次全国幽门螺杆菌感染处理共识报告" 解读 [J]. 胃肠病学, 2017, 22 (6): 321-324.

[257] 胡伏莲. 幽门螺杆菌感染治疗的新路径 [J]. 中华医学杂志, 2012, 92 (10): 649-651.

[258] 彭超. 幽门螺杆菌感染和根除对胃肠道菌群的影响及益生菌的调节作用 [D]. 南昌: 南昌大学, 2021.

[259] 石晓光. 益生菌辅助根除幽门螺杆菌有效性及安全性的 Meta 分析 [D]. 南宁: 广西医科大学, 2019.

[260] 胡伏莲, 张声生. 全国中西医整合治疗幽门螺杆菌相关 "病－证" 共识 [J]. 胃肠病学和肝病学杂志, 2018, 27 (9): 1008-1016.

[261] 中国中医药研究促进会消化整合医学分会. 成人幽门螺杆菌引起的胃炎中西医协作诊疗专家共识（2020，北京）[J]. 中医杂志，2020，61（22）：2016-2024.

[262] 张彧，吴东升，徐寅，等. 基于文献研究的中西医结合治疗幽门螺杆菌相关性胃病中中药用药规律分析 [J]. 中国中药杂志，2019，44（22）：4985-4991.

[263] 张彧. 中药治疗幽门螺杆菌感染的用药规律及作用机制研究 [D]. 长沙：湖南中医药大学，2021.

[264] 荣茜，胡德兵，李英伦. 中药抑制幽门螺杆菌及其作用机制的研究进展 [J]. 中成药，2015，37（8）：1795-1799.

[265] 黄雯，黄干荣，廖丽娟，等. 中药对幽门螺杆菌抑制的作用机制研究 [J]. 中华中医药学刊，2023，41（7）：187-191.

[266] 万慧颖，李超，李薇，等. 中药抗幽门螺杆菌作用机制研究进展 [J]. 中国实验方剂学杂志，2023，29（3）：203-212.

[267] HU Y, ZHU Y, LU N H. The management of Helicobacter pylori infection and prevention and control of gastric cancer in China[J]. *Front Cell Infect Microbiol*, 2022, 12：1049279.

[268] 辜雷，阳惠湘. 幽门螺杆菌根除失败的原因 [J]. 中南大学学报（医学版），2020，45（1）：79-84.

[269] SHIOTA S, NGUYEN L T, MURAKAMI K, et al. Association of Helicobacter pylori dupA with the failure of primary eradication[J]. *J Clin Gastroenterol*, 2012, 46（4）：297-301.

[270] 阿依努尔，高峰. 幽门螺杆菌根除效果的影响因素分析 [J]. 胃肠病学和肝病学杂志，2020，29（3）：347-350.

[271] 樊彦卿. 幽门螺杆菌根除失败的相关因素分析 [D]. 张家口：河北北方学院，2021.

[272] 邓鑫，叶晖，成虹，等. 幽门螺杆菌治疗失败原因分析及中西医诊疗策略 [J]. 中国中西医结合消化杂志，2020，28（7）：563-566.

[273] 武冰洁，李晓丽. 幽门螺杆菌初次治疗失败原因分析 [J]. 中国当代医药，2018，25（18）：34-37.

[274] DEMIRCI H, OZTURK K, TANOGLU A, et al. Helicobacter Pylori colonization density is an important risk factor for eradication therapy[J]. *J Gastrointestin Liver Dis*, 2022, 31（2）: 163–167.

[275] 蔡燕峰，金小晶. 中药＋质子泵抑制剂：根除幽门螺杆菌治疗的新方案探讨 [J]. 医学争鸣，2017，8（4）: 62–65.

[276] 胡伏莲. 幽门螺杆菌根除失败的原因分析和处理策略 [J]. 现代消化及介入诊疗，2010，15（2）: 108–112.

[277] ZHAO X, ZHANG Z, LU F, et al. Effects of CYP2C19 genetic polymorphisms on the cure rates of H. pylori in patients treated with the proton pump inhibitors: An updated meta–analysis[J]. *Front Pharmacol*, 2022, 13: 938419.

[278] SHAH S C, TEPLER A, CHUNG C P, et al. Host genetic determinants associated with Helicobacter pylori eradication treatment failure: a systematic review and meta–analysis[J]. *Gastroenterology*, 2021, 161（5）: 1443–1459.

[279] WHITE B, WINTE M, DESIPIO J, et al. Clinical factors implicated in antibiotic resistance in Helicobacter pylori patients[J]. *Microorganisms*, 2022, 10（2）: 322.

[280] HORIKAWA C, KODAMA S, FUJIHARA K, et al. High risk of failing eradication of Helicobacter pylori in patients with diabetes: a meta–analysis[J]. *Diabetes Res Clin Pract*, 2014, 106（1）: 81–87.

[281] ZHANG L, CHEN X, REN B, et al. Helicobacter pylori in the oral cavity: current evidence and potential survival strategies[J]. *Int J Mol Sci*, 2022, 23（21）.

[282] ITSKOVIZ D, BOLTIN D, LEIBOVITZH H, et al. Smoking increases the likelihood of Helicobacter pylori treatment failure[J]. *Dig Liver Dis*, 2017, 49（7）: 764–768.

[283] SUZUKI T, MATSUO K, ITO H, et al. Smoking increases the treatment failure for Helicobacter pylori eradication[J]. *Am J Med*, 2006, 119（3）: 217–224.

[284] YU J, YANG P, QIN X, et al. Impact of smoking on the eradication of Helicobacter pylori[J]. *Helicobacter*, 2022, 27（1）: e12860.

[285] LIU S Y, HAN X C, SUN J, et al. Alcohol intake and Helicobacter pylori infection: a dose-response meta-analysis of observational studies[J]. *Infect Dis（Lond）*, 2016, 48（4）: 303-309.

[286] Du P, ZHANG C, WANG A, et al. Association of alcohol drinking and Helicobacter pylori infection: a meta-analysis[J]. *J Clin Gastroenterol*, 2023, 57（3）: 269-277.

[287] ZHANG J, CHEN Y, CHEN W, et al. Persistent infection of Helicobacter pylori affects weight loss in obese population compared with persistent negative: a case-control study based on healthy Chinese[J]. *Helicobacter*, 2020, 25（4）: e12697.

[288] 范红敏, 袁聚祥, 徐应军, 等. 农村居民家庭幽门螺杆菌感染的血清流行病学调查 [J]. 世界华人消化杂志, 2006（30）: 2948-2953.

[289] 王斐玉. 健康科普 医疗圈吹响进军号角 [J]. 中国医院院长, 2023, 19（Z1）: 48-49.

[290] 徐慧, 张瑾. 幽门螺杆菌感染与上消化道疾病的关系 [J]. 邯郸医学高等专科学校学报, 2006（2）: 83-85.

[291] 范学工. 幽门螺杆菌感染基础与临床 [M]. 湖南. 湖南技术出版社, 1997.

[292] 全国人民代表大会常务委员会. 中华人民共和国科学技术普及法 [Z]. 2002-06-29.

[293] 刘健. 科普资源分类及调查 [J]. 新闻世界, 2012（1）: 179-180.

[294] 钟博. 提升现阶段我国农村科普工作实效性的路径分析: 基于我国农村科普工作变迁的历史视角 [D]. 重庆: 重庆大学, 2014.

[295] 曹杰, 王选举, 刘芳, 等. 安徽宿州地区人群幽门螺旋杆菌感染现况分析 [J]. 实用医学杂志, 2012, 28（18）: 3082-3084.

[296] 韦昭华, 冯绍华, 张增繁, 等. 崇左农村壮族人群幽门螺杆菌感染的流行病学调查 [J]. 中国医学装备, 2014（增刊1）: 145-146.

[297] 董琳, 肖雄, 陈明雁, 等. 高质量发展背景下医院宣传工作路径探析 [J]. 现代医院, 2022, 22（12）: 1846-1848, 1853.

[298] 王璐，董琳，陈明雁，等．融媒体时代医院网络舆情管理模式探索 [J]．中国医院，2021，25（5）：87-88．

[299] 严建军，高新跃，姚海宏，等．区域性医疗中心宣传舆情系统应对突发公共卫生事件的策略探讨 [J]．中国医药导报，2020，17（20）：190-193．

[300] 朱效民．30 年来的中国科普政策与科普研究 [J]．中国科技论坛，2008（12）：9-13．

[301] 罗永翔．关于基层科普运营机制的探讨：基于云南省科普实践的研究，[C]// 中国科学研究所．中国科普理论与实践：2010 科普理论国际论坛暨第十七届全国科普理论研讨会论文集．北京：科学普及出版社，2010：349-355．

[302] 唐芹，宋广霞．关于卫生科普社会化趋势的几点思考 [J]．中华医学科研管理杂志，2005，18（4）：252-254．

[303] 秦文展．全媒体背景下湖南农村健康知识需求调查研究 [J]．学理论，2022（11）：74-77．

[304] 王音，王茜．"科普＋志愿"引领乡村文明新风尚 [N]．天津日报，2023-04-19（012）．

[305] 胡志杰，夏文燕，梁艳．全国科普示范县：无锡宜兴市弘扬科学家精神 放大科普服务效能 [N]．江苏科技报，2023-04-19（A02）．

[306] 刘莉．吸引更多人才全身心投入科普事业 [N]．科技日报，2023-04-18（001）．

[307] 刘长欣，段江含．用科普激发孩子探索宇宙的好奇心 [N]．南方日报，2023-04-17（A12）．

[308] 陈淑梅，韩媛媛．在基层开展食品安全科普工作的探索实践及建议 [J]．中国食品，2022（1）：109-111．

[309] 陕西科技报．深入开展基层科普工作 促进人民精神生活共同富裕 [N]．陕西科技报，2021-12-24（004）．

[310] 李宗芳，郭冰，王建林．科普教育资源综合利用对策建议研究：以南京为例 [J]．现代商贸工业，2023，44（9）：70-72．

[311] 陆瑾，陈皓，何佳芮．韩益飞：扎根基层科普 助推乡村振兴 [N]．江苏科技报，2023-04-14（A02）．

[312] 王大鹏. 重视老年人科普工作 让爸妈远离"苦情直播"[J]. 科学大观园，2023（8）：58–59.

[313] 习近平. 为建设世界科技强国而奋斗：在全国科技创新大会、两院院士大会、中国科协第九次全国代表大会上的讲话 [EB/OL].（2016年05月31日）. http：//www.xinhuanet.com/politics/2016–05/31/c_1118965169.htm?agt=2.

[314] 习近平. 决胜全面建成小康社会 夺取新时代中国特色社会主义伟大胜利：在中国共产党第十九次全国代表大会上的报告 [N]. 人民日报，2017–10–19（002）.

[315] 习近平. 高举中国特色社会主义伟大旗帜 为全面建设社会主义现代化国家而团结奋斗：在中国共产党第二十次全国代表大会上的报告 [EB/OL].（2022年10月25日）.https：//www.gov.cn/xinwen/ 2022–10/25/con tent_5721685.htm.

[316] 潘希鸣. 融媒体时代生活科普类节目的发展创新：以央视综合频道《生活圈》为例 [J]. 学会，2022（1）：60–64.

[317] 史玥. 新媒体技术在科普传播中的应用 [J]. 天津科技，2021，48（6）：29–30，35.

[318] 王袁媛. 浅析新媒体背景下的科普传播 [N]. 陕西科技报，2022–5–25（003）.

[319] 李媛. 融媒体时代科普传播的迭变创新：内容、形式与价值 [J]. 传播与版权，2022（5）：91–93.

[320] 黄茜，冯力妮，吴霏. 融媒体时代下科普宣传面临的挑战和机遇 [J]. 技术与市场，2022，29（10）：144–145.

[321] 陆芳. 浅析新媒体环境下科普报纸的转型思路：以《科技日报》和"科普中国"APP 为例 [J]. 内蒙古科技与经济，2016（17）：144–145.

[322] 本书编写组. 科学技术普及概论 [M]. 北京：科学普及出版社，2002.

[323] 史红霞，孙建刚. 融媒体时代科普传播创新研究 [J]. 邯郸学院学报，2022，32（4）：107–111.

[324] DADASHZADEH K，PEPPELENBOSCH M P，ADAMU A I. Helicobacter pylori pathogenicity factors related to gastric cancer[J]. *Can J Gastroenterol Hepatol*，2017，2017：7942489.

[325] 李慧，宋佳.高质量科普教育为创新型国家建设培养和储备可堪大用的人才：国际视野下科普教育的实践与启示 [J]. 人民教育，2023（1）：72-75.

[326] 乔雪竹，张小锋.疫情常态化下应急科普工作对策研究 [J]. 北京教育（高教），2022（2）：23-25.

[327] 刘云山：扎实推进科普工作常态化长效化 更好服务世界科技强国建设 [J]. 科协论坛，2017（9）：59.

[328] 吴甲利.开通专家热线，彰显手机媒体服务功能 [J]. 新闻传播，2010（3）：120.

[329] 耿庆山.让医学科普工作常态化 [J]. 心血管病防治知识（科普版），2018（31）：5.

[330] 王明，杨家英，郑念.关于健全国家应急科普机制的思考和建议 [J]. 中国应急管理，2019（8）：38-39.

[331] 王行宾.省政协组织医疗专家到沈丘义诊讲学 [J]. 协商论坛，2015（10）：8.

[332] 黄梦洁，曾雷霄，葛蒲，等.社区居民健康科普需求及其影响因素研究 [J]. 中国全科医学，2023，26（4）：426-433.

[333] 马雯丽.基于义诊的实践教学模式创新 [J]. 当代教育实践与教学研究，2017（9）：182-183.

[334] 健康报.全国大型义诊活动周启动 2 万余家医疗机构专家走进基层 [J]. 现代养生，2014（20）：3.

[335] 高富军，赵庆亮.山东临沂农村地区以义诊模式开展白内障防盲的初步报告 [J]. 国际眼科杂志，2009，9（11）：2246-2247.

[336] 朱建平，夏时畅.论各科专家在医学科普读物创作中的作用 [J]. 中国健康教育，1997（1）：13-14.

[337] 李翠亭.发展科普文化产业的创新思路与实践路径 [J].科技风,
    2023（1）：145-147.

[338] 丁兆钰.真养生还是伪科学?：伪健康传播短视频的成因及对策 [J].
    声屏世界, 2020（24）：96-98.

[339] 赖荣生.奋力谱写革命老区宣传思想文化工作新篇章 [J].当代广西,
    2022（24）：17.

[340] 谭世勋.十年巨变说老区 [J].源流, 2022（10）：8-13.

[341] 陈鹏飞, 王兰兰, 张坤, 等.巴中革命老区农村医疗状况调查研究 [J].
    西部医学, 2011, 23（6）：1173-1174, 1176.

[342] 王涛.农民兄弟的呼声：别让医疗下乡走了样 [J].就业与保障,
    2008（Z1）：60-61.

[343] 谭宇.精准扶贫中"医疗扶贫"现象反思 [J].区域治理, 2019（44）：
    233-235.

[344] 石凌云.农村因病致贫与精准扶贫 [J].中国农村卫生, 2021, 13（14）：
    71-72.

[345] 王婷.基本医疗扶贫内涵、困境与策略选择 [J].市场周刊, 2020,
    33（12）：187-190.

[346] 蔡进华, 王富珍, 高胜利.基于疾病预防视角对医疗扶贫的思考 [J].
    中国健康教育, 2017, 33（5）：477-479.

[347] 谢苗, 许龙水.开展医疗扶贫实践 拓宽综合素质教育途径 [J].中国
    高等医学教育, 2001（3）：10-24.

[348] 张海燕, 李正祖.延安时期毛泽东的医药卫生思想及其历史意义 [J].
    延安大学学报（哲学社会科学版）, 1997（1）：70-72.

[349] 果永宽, 杜胜利.我国农村健康教育问题浅析 [J].广东农业科学,
    2011, 38（15）：197-198.

[350] 魏西龙, 张莉蓉.老年健康科普讲座技巧：让健康科普更靠谱 [J].产
    业与科技论坛, 2015, 14（21）：93-94.

[351] 李圆圆, 冷晓琼, 程海铭.基于表达性艺术形式开展健康传播的实践
    与探索 [J].科技传播, 2021, 13（23）：61-63.